Smoothies
para niños

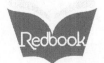

Redbook

Smoothies
para niños

Mireille Louet

© 2018, Mireille Louet

© 2018, Redbook Ediciones, s. l., Barcelona

Diseño de cubierta: Regina Richling

Diseño interior: Regina Richling

ISBN: 978-84-9917-519-5

Depósito legal: B-3.183-2018

Impreso por Sagrafic, Plaza Urquinaona 14, 7º-3ª 08010 Barcelona

Impreso en España - *Printed in Spain*

Índice

Introducción

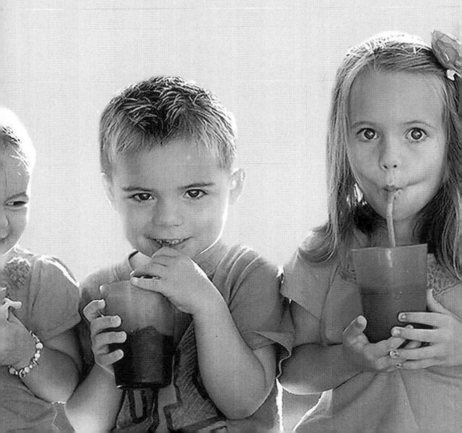

Seguro que has oído hablar de los smoothies y de sus beneficios para la salud. Periódicos y revistas publican artículos sobre este tema, en las calles nos tropezamos aquí y allá con tiendas que los preparan o los venden, con establecimientos para consumirlos, en las redes sociales constantemente aparecen sugerencias para prepararlos... Los smoothies están de moda, sí. Y ojalá no sea una moda pasajera, porque sin duda sus propiedades merecen que les reservemos un lugar en nuestra dieta habitual.

Es cierto que los smoothies, es decir, los batidos, no son un invento reciente. Pero, ¿por qué desaprovechar la oportunidad que supone su mayor presencia para incrementar nuestro consumo de verduras, hortalizas y otros productos saludables? ¿Y por qué vamos a dejar a los más pequeños de la casa sin la oportunidad de disfrutar de la variedad de sabores, texturas, vitaminas y beneficios para la salud que pueden aportarles los smoothies?

Una vez tomada la decisión de incorporar los smoothies de un modo más o menos habitual a nuestra alimentación, surgen los interrogantes. ¿Cómo prepararlos? ¿A qué hora tomarlos? ¿A qué edad introducirlos? ¿Cómo conservarlos? ¿A qué ingredientes debemos dar prioridad? A continuación intentaremos dar respuestas a algunas de estas preguntas básicas.

1.Preguntas frecuentes sobre los smoothies

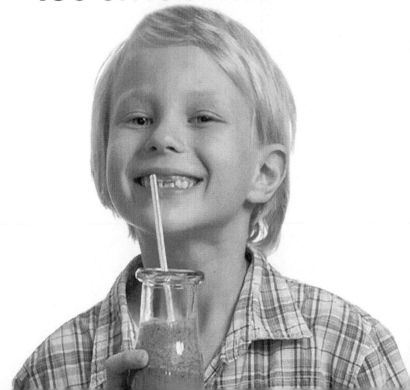

Empecemos por el principio: ¿qué es un smoothie?, ¿es lo mismo que un batido, que un zumo, que un licuado...?

La palabra "smoothie" proviene del inglés *smooth*, un adjetivo que se relaciona con cualidades como la suavidad y la cremosidad. Cuando preparamos un zumo o un licuado extraemos el jugo de las frutas. Podemos utilizar una exprimidora convencional o una licuadora o una extractora en frío, pero en todos los casos desechamos la pulpa y, con ella, la fibra que contiene. Los zumos y licuados tienen, por tanto, una consistencia más líquida que los smoothies, de textura más espesa gracias a la presencia de algún ingrediente como leche, yogur, helado, plátano...

Para preparar un smoothie, simplemente retiramos el hueso, las semillas, la cáscara y quizá también la piel de sus ingredientes, pero nada más. Se pasa todo por la batidora, con lo que se conserva la fibra que contiene la pulpa y esa es una gran ventaja puesto que contribuye a un buen tránsito intestinal y a una absorción más lenta de los azúcares. Además, en algunos casos, como en el de las hojas verdes, se favorece la absorción de nutrientes.

Por otra parte, los smoothies son más saciantes que los zumos y los licuados. Pero, hay momentos para todo, de modo que no descartemos de entrada ninguna de las preparaciones que nos permitan disfrutar de un modo tan saludable y delicioso.

¿Es más saludable tomar un smoothie que un zumo? ¿Y que las frutas y hortalizas al natural?

La lista de beneficios para la salud de los smoothies es extensa, pero la de los zumos y licuados no es en absoluto despreciable. Quizá en algún momento apetezca más un zumo, porque es más ligero, y sea más conveniente porque permite absorber con rapidez sus vitaminas y minerales. Aunque no debemos olvidar que las distintas preparaciones deben sus beneficios directamente a sus ingredientes. Tomar smoothies, zumos o licuados es otra manera de tomar frutas, verduras, hortalizas… sin olvidar que la presencia indispensable de las ensaladas o las guarniciones de verdura en la dieta diaria.

Dicen que en la variedad está el gusto, y probablemente podríamos añadir que también está la salud. No renunciemos a una ensalada ni a un zumo ni a un smoothie. Valoremos en cada momento qué es lo que más conviene para configurar una alimentación equilibrada.

¿Por qué debería dar un smoothie a los peques de casa?

Los batidos son una buena opción para aumentar el consumo de fruta y verdura. Son fáciles de digerir y aportan mucha energía. Además, aunque todavía sean bastante pequeños pueden empezar a echar una mano en su preparación (seleccionar y lavar los ingredientes, retirar las semillas...) y sorprenderse al ver cómo lo que introducimos en el vaso de la batidora cambia de consistencia, color y textura, antes de disfrutar de su sabor. A medida que vayan creciendo se animarán a preparar y probar nuevas combinaciones, sugerir ingredientes...

Un smoothie puede ser una merienda refrescante de una tarde de verano en la playa o en la piscina, también puede ser un desayuno completo o una cena ligera y equilibrada alguna noche en la que no se dispone de mucho tiempo de cocinar o se tiene poco apetito.

El organismo de los niños tiene una gran necesidad de vitaminas y minerales, ya que se encuentra en un proceso de crecimiento intenso. Merece la pena dejar un lugar a los batidos y los zumos para cubrir esas necesidades nutritivas.

¿Con qué puedo preparar un smoothie?

La lista de posibles ingredientes de un smoothie es extensa. Eso sí, en cualquier caso, tendremos siempre presentes las recomendaciones del pediatra en cuanto a la introducción progresiva de alimentos en la dieta infantil. También deberemos tener en cuenta si sus requerimientos nutritivos son especiales porque se está recuperando de algún problema de salud, porque está realizando un esfuerzo físico especialmente intenso, si presenta alguna intolerancia alimentaria...

Entre el sinfín de posibilidades es prácticamente imposible no encontrar una receta para preparar un smoothie apto para casi todas las circunstancias. A medida que los vayas preparando y probando te animarás a incluir nuevos ingredientes, variar las propuestas que encuentres o adaptar lo que te parezca necesario para que el resultado se adapte a tus necesidades y a tus gustos.

No te limites a tomar o a ofrecer a tu peque siempre las mismas combinaciones. Anímate a ir introduciendo pequeños cambios para ir ampliando tu recetario personal. Lo que no es muy recomendable es incorporar una gran cantidad de ingredientes, ya que corres el riesgo de desdibujar sus sabores.

Si tienes la idea de que todos los smoothies llevan leche, hojea las páginas de las recetas y verás que existe un gran abanico de posibilidades. Si en casa no tomáis leche o tu peque tiene algún problema de intolerancia, puedes optar por otras bebidas vegetales, agua de coco, infusiones, yogures…

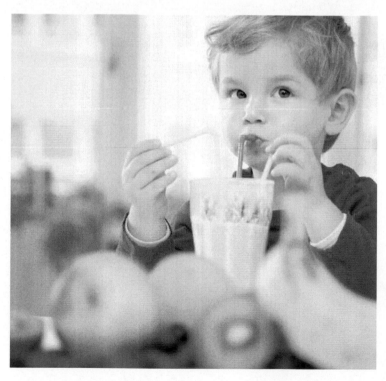

¿A qué hora le puedo dar un smoothie?

Siempre en el conjunto de una dieta equilibrada, cualquiera de las comidas diarias es buena para incorporar un smoothie. ¿Se lo darás a tu peque para desayunar? Genial, porque en ayunas el organismo absorberá sus nutrientes y le aportarás una energía ideal para empezar el día. Echa un vistazo al capítulo "Energía para empezar el día".

¿Le vas a preparar un smoothie para merendar? Perfecto, es una opción saludable para incluir la fruta en esta comida que en ocasiones se suele descuidar un poco. Encontrarás algunas ideas y sugerencias en el capítulo "Meriendas deliciosas".

¿Te resulta más cómodo preparar un smoothie a la hora de la cena? Adelante, es una buena manera de completar la dieta diaria y de paso ayudar a conciliar el sueño para ofrecerle un descanso reparador. Hemos dedicado a este tipo de smoothies el capítulo "A cenar y a dormir".

¿Has invitado a los amigos de tu peque a una merendola para aprovechar una tarde de verano? Sírveles una merienda refrescante y nutritiva a la vez. Podrás encontrar ideas en el capítulo "Smoothies refrescantes".

¿Puedo prepararle los smoothies y dárselos más tarde?

Aunque es preferible prepararlos para tomarlos en el momento, quizá no siempre dispondremos de esa opción. Pero no por ello vamos a descartarlos…

Si lo que te falta es tiempo para comprar los ingredientes, puedes congelar algunos cortados dentro de bolsitas (por separado o ya en las combinaciones que has previsto utilizar) incluso tener en el congelador cubitos de zumo. Además, los ingredientes congelados te ayudarán a dar una textura más espesa al batido.

Si no puedes prepararlos en el momento del día en que se los vas a ofrecer, prepara el batido y guárdalo en un recipiente hermético, preferiblemente protegido de la luz y sobre todo mantenlo refrigerado. Si le añades unas gotas de limón, ayudarás a prevenir la oxidación de las frutas.

Es muy práctico comprar un smoothie en el supermercado. ¿Tienen los mismos beneficios?

Los smoothies también se han ganado un espacio en la sección de refrigerados de los supermercados. Sin duda, los procesos de elaboración y conservación mejoran constantemente, aunque no hasta el punto de ofrecer inalterables todas las vitaminas y minerales de los batidos preparados al momento con ingredientes frescos.

Ocasionalmente puedes optar por esta solución más práctica (aunque no resulte muy económica), pero intenta elegir los smoothies preparados de mejor calidad, si es posible con ingredientes ecológicos.

¿Por dónde empezamos?

¿Te has animado a incluir los smoothies en la dieta habitual de tu peque? ¿Solamente te planteas prepararle smoothies algún día a la semana? En cualquier caso, todos los caminos empiezan con un primer paso. Si no perteneces al grupo de los consumidores habituales de smoothies, aprovecha la ocasión y decídete a tomarlos tú también.

Empieza por lo más sencillo: elige un ingrediente líquido (leche o yogur, de origen animal o vegetal según tus preferencias) y añádele un par de vuestras frutas favoritas, bátelo todo bien y dale el toque final con unas semillas, vuestras galletas preferidas, frutos secos, jengibre…

2.Con qué preparar un smoothie

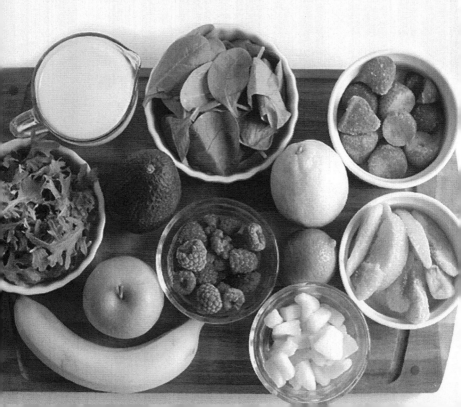

En los capítulos dedicados a las sugerencias de recetas de smoothies, encontrarás propuestas que incluyen una gran variedad de ingredientes: frutas, hortalizas, infusiones, lácteos, leches vegetales...

Algunos ingredientes aparecen en un buen número de propuestas, mientras que otros están presentes en una cantidad menor de combinaciones o quizá simplemente aportan un toque especial a algunas sugerencias.

No limites tu creatividad de acuerdo con tus gustos, con las preferencias de tu peque, con la temporada... Combina, añade o varía ingredientes básicos, modos de preparación o de presentación. Y comparte con él el placer de un delicioso smoothie cargado de nutrientes. ¡Son recomendables para todas las edades!

En esta lista se recogen los ingredientes que aparecen en las sugerencias de smoothies de este libro:

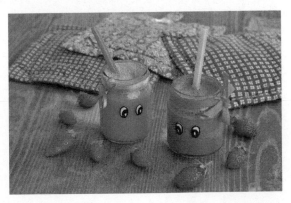

Mireille Louet

Frutas

Albaricoque	aguacate	arándanos	cerezas
ciruela	frambuesas	fresones	guayaba
kiwi	lima	limón	mandarina
mango	manzana	melocotón	melón
moras	naranja,	papaya	paraguayo
pera	piña	plátano	pomelo
sandía	uva		

Hortalizas

apio	berros	brócoli	col
espinacas	hinojo	lechuga	pepino
pimiento	remolacha	tomate	zanahoria

Otros ingredientes

agua de coco	azúcar	brotes y copos de avena	helado
infusiones	jarabe de arce	jengibre	leche
leche de almendras	leche de arroz	leche de avena	leche de coco
leche de soja	mantequilla de almendra	miel	plantas aromáticas
polen	semillas de chía	sirope de agave	yogur (natural o de sabores)
yogur de soja.			

A continuación encontrarás una pincelada de los nutrientes que aportan las verduras y las hortalizas de esta propuesta. Disfruta de su repertorio de colores, texturas y sabores. En los comentarios que acompañan a cada receta encontrarás otros apuntes sobre las propiedades de sus ingredientes.

FRUTAS

Frutos rojos y bayas

Frambuesas, fresas y fresones, arándanos o moras dan un toque de color y de sabor a tus batidos, aunque debes tener en cuenta que se conservan en buen estado durante pocos días. Actualmente pueden encontrarse también congelados, por separado o en mezclas.

Las plantas silvestres de las que crecen la frambuesa, el arándano, la mora o la fresa silvestre son propias de las zonas de clima templado, aunque también se cultivan. El fresón es una fruta de primavera y verano, aunque actualmente se produce en invernaderos durante casi todo el año.

Estos frutos contienen vitaminas A, B, C, E, potasio, magnesio, calcio, hierro, fósforo y ácido fólico. Aportan pocas calorías, con un contenido reducido de grasas y de azúcar reducido. Y además estimulan el metabolismo y fortalecen las defensas.

Frutas tropicales y exóticas

Los frutos como la piña, el coco, el aguacate, el mango, el kiwi o la papaya se pueden encontrar ya fácilmente en las fruterías.

La piña aporta a los batidos un sabor dulce con un punto de acidez. Procede de América del Sur y actualmente se cultivan distintas variedades. Tiene un contenido calórico bajo y destaca por la presencia de vitaminas (sobre todo C y B) y minerales (calcio, magnesio, fósforo, potasio y sodio). La piña además contiene una enzima llamada bromelina, que estimula la digestión. Entre la lista de beneficios de esta fruta

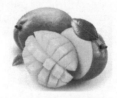

Mireille Louet

también se incluye que ayuda a combatir el estreñimiento, la falta de apetito, la congestión y el dolor de garganta.

El fruto del cocotero, el coco, es ideal para preparar batidos refrescantes. Además ayuda a regular la presión sanguínea y a controlar los niveles de triglicéridos en la sangre. Tiene propiedades remineralizantes, hidratantes, antioxidantes y energéticas.

Y todos estos beneficios no se limitan a la pulpa del coco, sino que en gran parte están presentes en el agua que contiene este fruto en su interior. Una opción ideal para rehidratarse después de hacer deporte.

El mango, este fruto de piel entre amarillo y rojo y pulpa anaranjada, se encuentra fácilmente en las fruterías. No tiene muchas calorías pero sí bastantes azúcares, algo que deberán tener en cuenta quienes no deban consumirlos en exceso. Pero también posee un contenido nada despreciable de vitaminas (A, B, C y E), y de minerales (calcio, magnesio, potasio, fósforo, hierro y cobre). Es una buena opción para tomar vitamina C sin recurrir a los cítricos.

El aguacate, originario de México, Colombia y Venezuela, tiene una pulpa cremosa de color verde amarillento que dará una textura agradable a los batidos. Es muy saludable, aunque bastante calórico, y está recomendado para todas las edades. Contiene vitamina C y E y también del grupo B, calcio, magnesio, fósforo, potasio y hierro, además de grasas monoinsaturadas.

El kiwi se empezó a cultivar en Nueva Zelanda, pero actualmente ya está presente en distintas zonas del mundo. Su pulpa de color verde intenso salpicada de diminutas semillas negras es más ácida cuando está un poco verde y llega a ser muy dulzona si está muy madura. Su contenido en vitamina C supera el de los cítricos y es conocida su capacidad para combatir el estreñimiento. También es rico en vitamina A, E, calcio, magnesio, fósforo, potasio y sodio. Aporta unas 54 calorías por 100 gramos.

La papaya tiene forma ovalada, de color entre verde, amarillo y naranja. La textura de la pulpa es mantecosa y jugosa, de color anaranjado y con muchas semillas. Es un ingrediente saciante y muy digestivo, fuente de fibra y poco calórico. Contiene vitaminas C y A, E, potasio, magnesio, ácido fólico, calcio.

Cítricos

Naranja, pomelo, lima, limón, mandarinas comparten un sabor ácido, con mayor o menor intensidad, y un alto contenido de vitamina C, que contribuye a asimilar el hierro. Pero también presentan beneficios para la salud gracias al resto de vitaminas y a los minerales que contienen (ácido fólico, potasio, magnesio, calcio, hierro, fósforo, zinc).

Especialmente la lima, el limón y el pomelo, son frutas diuréticas y desintoxicantes, apenas tienen azúcares, estimulan el sistema inmunológico y son un buen reconstituyente, aunque su acidez no conviene a quienes sufran problemas de estómago.

La lima, parecida al limón pero más pequeña, es el fruto de un arbusto propio de zonas tropicales y subtropicales. Se reconoce fácilmente por la piel de color verde intenso. Da mucho zumo y es aromática.

Las naranjas y las mandarinas son de sabor más dulce y más suave. Existen muchas variedades, pero todas ellas dan bastante zumo. Lo ideal es comprar en cada momento la que esté en plena temporada para disfrutar de todo su sabor y sus beneficios.

Los «clásicos» de la frutería

A la hora de preparar batidos, tampoco debemos olvidar frutas como el melocotón, la ciruela, la manzana, la pera, el plátano o la uva, y aprovechar sus propiedades saludables y el sabor y la textura que aportarán.

La ciruela contiene vitaminas A, B, C y E, potasio, magnesio, calcio, hierro y fósforo. Hay muchas variedades distintas, de tamaños y colores diferentes, todas con una elevada proporción de agua y una cantidad destacada de fibra. Además de ser antioxidantes y antisépticas, diuréticas y energéticas, tienen un efecto laxante por la presencia de fibra y de sustancias que estimulan los movimientos del intestino.

La pera tiene una pulpa muy jugosa, aunque su textura varía según el tipo de pera que se elige. Aportará a tus batidos vitaminas A, B, C calcio, hierro, magnesio, potasio, azufre, manganeso, yodo y fósforo, con pocas calorías. Tiene efectos beneficiosos sobre el sistema nervioso y el digestivo, para la presión sanguínea y para el funcionamiento tanto del cerebro como de los riñones.

La manzana es una de las frutas más consumidas, en cualquiera de sus numerosas variedades. Es tonificante y beneficiosa para el sistema digestivo, ya que la pectina presente en esta fruta tiene grandes beneficios sobre el intestino, además de ayudar a equilibrar la glucosa y el colesterol en la sangre. Contiene vitaminas A, B y C, calcio, magnesio, fósforo y potasio.

El plátano es una fuente excelente de energía para todas las edades y da una textura muy cremosa a los smoothies. Aporta vitamina A, C, K, ácido fólico, magnesio y, sobre todo, potasio. Por su contenido de almidón y azúcares, las personas diabéticas o con sobrepeso deben consumirlo con moderación.

La nectarina es una fruta muy jugosa, de sabor dulce pero con un punto de acidez. Se trata de una variedad de melocotón, del mismo tamaño pero sin la piel vellosa de esta fruta. Por su contenido en azúcares, es una buena aportación de energía. Tanto la nectarina como el melocotón tienen una proporción muy elevada de agua, por lo que son muy hidratantes. Además, se digieren fácilmente.

La uva también presenta un porcentaje elevado tanto de agua como de azúcares, pero no es nada despreciable su contenido de vitaminas A, B, C, E y K, así como de calcio, fósforo, magnesio y potasio. Es una fruta tonificante del sistema nervioso.

Los frescos del verano

En los meses de verano, sandías y melones aportan una gran cantidad de líquido a los smoothies, por lo que son una opción ideal para hidratarse con una bebida ligera pero muy rica en vitaminas y minerales.

La sandía apenas tiene azúcares y muy pocas calorías. Además de las vitaminas A y C, ácido fólico y también calcio, magnesio, potasio, sodio y fósforo, contiene licopeno, un potente antioxidante.

El melón tiene función depurativa y es diurético y algo laxante. Tiene pocos azúcares, y aporta vitaminas A, C y B, potasio, calcio, cloro, magnesio, fósforo, sodio y azufre.

Tabla de frutas de temporada

	ene	feb	mar	abr	may	jun	jul	ago	sep	oct	nov	dic
Aguacate					○		●	●	●	●	○	
Albaricoque				○	●	●	●	●	○			
Breva						●	●					
Caqui	○								○	●	●	●
Cereza				○	●	●	●					
Ciruela				○	●	●	●	○				
Chirimoya	○								○	●	●	●
Frambuesa					○	●	●	●	○			
Fresa/Fresón	○	●	●	●	●	○						
Granada									○	●	●	●
Higo					○	●	●	●	○			
Kiwi	●	●	●	○					○	●	●	●
Limón	●	●	●	●	●	○				○	●	●
Mandarina	●	●	●	○						○	●	●
Mango							○	●	●	●	●	
Manzana	●	○						○	●	●	●	●
Melocotón				○	●	●	●	●	●	○		
Melón						○	●	●	●	○		
Membrillo							○	●	●	○		
Naranja	●	●	●	●	○					○	●	●
Nectarina					○	●	●	●	●	●	○	
Níspero			○	●	●	○						
Paraguayo						○	●	●	○			
Pera						○	●	●	●	●	●	○
Plátano	●	●	●	●	●	●	●	●	●	●	●	●
Pomelo	●	●	●	●	○						○	●
Sandía						●	●	●	○			
Uva							○	●	●	●	●	●

● Temporada de recolección y mejor época de consumo
○ Temporada de recolección temprana o tardía

VERDURAS

Hojas verdes

Aunque estemos acostumbrados a tomarlas en ensalada o cocidas, las espinacas, la lechuga… son excelentes candidatas a pasar por la batidora en crudo.

Las espinacas se pueden consumir en crudo, por lo que son un posible ingrediente para aportar fibra y vitaminas a tus batidos. Son remineralizantes, antioxidantes y anticancerígenas, y se recomienda para quienes deban tratar la anemia, la hipertensión, los problemas renales y los niveles altos de colesterol. Apenas tienen calorías y aportan mucha clorofila. Contienen mucha vitamina A y también C, E y K, además de vitaminas del grupo B y ácido fólico. Aportan también calcio, hierro, magnesio, potasio, manganeso y sodio.

El apio es muy digestivo y remineralizante y tonifica el sistema nervioso. Con pocas calorías, aporta vitaminas y minerales: vitaminas A y C, ácido fólico, calcio, cloro, potasio, sodio y fósforo. Y da un sabor especial a los batidos.

Las hojas de los berros tienen un sabor algo picante. Aportan vitamina C, A y E, ácido fólico, potasio, calcio, hierro, azufre y sodio. Calman los problemas digestivos y son beneficiosas para quienes sufran problemas renales o anemia. Es un antioxidante excelente con muy pocas calorías.

Existen muchas variedades de lechuga (romana, de hoja de roble, lollo rosso, Batavia, mantecosa, cogollos…), de color y consistencia distinta, pero todas contienen un porcentaje alto de agua y en cambio apenas contienen proteínas e hidratos de carbono. Es suavemente laxante, diurética y sedante, sobre todo en las hojas exteriores. En cuanto a las vitaminas y minerales que aportan, destacan las vitaminas A, B, C, D y K, además de potasio, calcio, fósforo, selenio, hierro y bromo.

La familia de la col

La col tiene un contenido muy elevado de agua y también de fibra, pero aportará pocas calorías a los batidos. El conjunto de nutrientes que aporta (vitaminas A, B, C, E, K, potasio, azufre, calcio, fósforo, magnesio, hierro y yodo) es ideal para prevenir la hipertensión, contribuir a un buen funcionamiento de las hormonas y de la glándula tiroides, reducir el colesterol y mitigar la artritis y el reuma.

Otra variedad de la col es la kale, conocida tradicionalmente como col rizada, comparte muchas de las virtudes de la col. Tiene un nivel muy elevado de vitaminas A, C, K, así como de ácido fólico y hierro. Tiene propiedades depurativas, antiácidas y antiinflamatorias y ayuda a proteger el sistema cardiovascular.

El brócoli tiene una merecida fama de ser un vegetal con una gran cantidad de nutrientes: vitaminas (C, A, E, B) y minerales (potasio, calcio, magnesio, fósforo, hierro). Se le reconocen también propiedades anticancerígenas y ayuda a combatir las consecuencias negativas del estrés. También es diurético y laxante, purifica de la sangre, estimula la tiroides, mejora el aspecto de la piel y el cabello y combate la anemia.

Raíces y tubérculos

La remolacha contiene un alto porcentaje de agua e hidratos de carbono. Incluirla en los batidos aportará los beneficios de la vitaminas C y del grupo B, y de minerales como yodo, sodio, potasio, magnesio, calcio y fósforo. También hay que destacar la presencia de fibra y de azúcares en esta raíz. Es laxante y diurética. Se recomienda para quien sufre anemia por su valor energético y durante el embarazo por su contenido de ácido fólico.

Lo que más destaca de la zanahoria, aparte de su contenido de vitaminas y de minerales, es la presencia de betacaro-
tenos. Tiene una proporción muy elevada de agua. Es digestiva, regula el tránsito intestinal y se considera beneficiosa para
la vista, las uñas y el cabello. También contribuye a regular los
niveles colesterol y a aumentar la cantidad de glóbulos rojos.

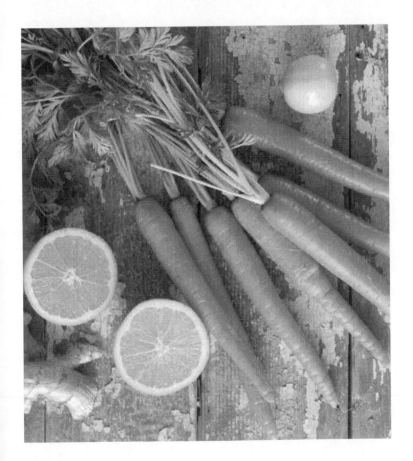

Con qué preparar un smoothie

Mireille Louet

Otros productos de la huerta

El tomate contiene minerales como el potasio y el zinc, además de fósforo, calcio, magnesio y manganeso, y vitaminas A, C y del grupo B. Y, sobre todo, es destacable la presencia de licopeno, que el da el característico color rojo y es un potente antioxidante. Se recomienda incluirlo en la dieta si se sufren problemas de hipertensión y niveles altos de colesterol. Ayuda a prevenir las infecciones y a mantener la salud de la vista. También es diurético y laxante.

El pepino es en realidad un miembro de la familia de las cucurbitáceas, como el melón, la sandía o la calabaza. Con muy pocas calorías, aporta un buen contenido de vitaminas (A, B, C, K) y de minerales (potasio, magnesio, silicio, fósforo, calcio, hierro) y un porcentaje muy alto de agua: un 97 %. Son conocidas sus propiedades diuréticas, depurativas y remineralizantes y su acción antioxidante y antiinflamatoria.

Si nos fijamos en la composición del pimiento, destaca el contenido muy elevado de agua y el de hidratos de carbono, pero su aportación calórica es baja. Aporta vitaminas A, B y C, potasio, fósforo, magnesio y calcio, y, si es rojo, licopeno en abundancia. Tiene acción protectora contra el cáncer y es beneficioso para los ojos, la piel y las uñas, además de ayudar a mitigar la inflamación y el dolor.

Del hinojo se consume el bulbo, blanco y redondeado, que es rico en vitaminas (C y del grupo B), especialmente en ácido fólico, además de potasio, magnesio, calcio y fósforo. Es rico en antioxidantes, digestivo y bactericida, beneficioso para el sistema cardiovascular y regulador de la menstruación.

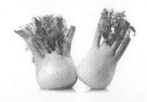

Tabla de verduras de temporada

	ene	feb	mar	abr	may	jun	jul	ago	sep	oct	nov	dic
Acelga	•	•	•	•	○	○			○	•	•	•
Ajo	•	•	•	•	•	•	•	•	•	•	•	•
Alcachofa	•	•	•	○	○				○	○	•	•
Apio	•	•	•	•	○	○			○	○	•	•
Berenjena	•	•	•	•	•	•			○	•	•	•
Brócoli	•	○	•	•	○	○			○	•	○	•
Calabacín	•	•	•	•	•	•	•	•	•	•	○	•
Calabaza			○	•	•	•	•	•	•	•	•	○
Cardo	•	○	•	•	•	•	•	○	•	○	•	•
Cebolla	○	○	○								○	○
Col Lombarda	•	•	•	•	○	○			○	•	•	•
Coliflor	•	•	•	•	○	○			○	•	•	•
Endibia	•	•	•	○					○	•	•	•
Escarola	•	•	○	○					○	•	•	•
Espárrago verde		○	•	•	•	○						
Espinaca	•	•	•	•	•	○	○	○	•	•	•	•
Guisante	•	•	•	○						○	•	•
Haba	•	•	•	○								
Judia verde	•	•	•	•	○	•	•	○	•	•	•	•
Lechuga	•	•	•	•	•	•	•	•	•	•	•	•
Nabo	○	•	○	•	•	•	•	•	•	•	•	•
Pepino	○	○	○	•	•	•	•	•	•	•	○	○
Pimiento	•	•	•	•	•	○			○	•	•	•
Puerro	•	•	•	•	•	○			•	•	•	•
Rábano	•	•	•	•	•	•	•	•	•	•	•	•
Remolacha	•	•	•	•	•	•			•	•	•	•
Repollo	○	•	•	•	•	○			•	•	•	•
Tomate	•	•	•	•	•	•	○	○	○	•	•	•
Zanahoria	•	○	○	○	•	•	•	•	•	•	•	•

• Temporada de recolección y mejor época de consumo
○ Temporada de recolección temprana o tardía

¿Cómo contribuyen las vitaminas y los minerales a la salud?

Si quieres tener algunos argumentos más para dar una oportunidad a los smoothies, en las páginas siguientes encontrarás una breve explicación que te permitirá conocer mejor los beneficios nutricionales de los ingredientes de esta selección de smoothies.

Se trata de un pequeño apunte para seguir encontrando razones para cuidar tu alimentación. Si tu dieta es variada y equilibrada, no tendrás necesidad de recurrir a suplementos vitamínicos.

LAS VITAMINAS

Algunas vitaminas son hidrosolubles, no se almacenan en el cuerpo humano sino que la cantidad sobrante se elimina por la orina. Por eso deben obtenerse de la dieta diariamente. Otras vitaminas son liposolubles, lo que significa que son absorbidas y almacenadas por el cuerpo humano.

Vitamina A

Es un nutriente esencial y puede encontrarse de dos formas en los alimentos: ya formada, para que nuestro organismo la absorba, o bien en forma de provitamina, que nuestro organismo transforma en vitamina. La provitamina A suele presentarse en forma de betacaroteno.

Es una vitamina liposoluble. Contribuye a la formación y el mantenimiento del buen estado de los huesos, los dientes, la piel, el cabello y los ojos. Y además es un buen antioxidante.

Se encuentra en forma de betacaroteno en frutas de color anaranjado, como la naranja, el albaricoque, el mango, el melocotón, la nectarina o el melón de tipo Cantaloup; y también en los vegetales de este color, como las zanahorias o la calabaza. También en hortalizas de hoja verde, como el brócoli o las espinacas, la col, los berros...

Vitamina B1

La vitamina B forma un complejo de vitaminas. No indicamos las propiedades de la vitamina B12 porque no se encuentra en las plantas.

Se conoce también con el nombre de tiamina. Es una vitamina hidrosoluble. Permite metabolizar los hidratos de carbono para convertirlos en energía. Ayuda al buen funcionamiento del sistema nervioso, del corazón y los músculos.

Se encuentra en frutas como la ciruela, la mandarina, la naranja o la piña y en vegetales como la col, así como en el germen de trigo.

Vitamina B2

Se conoce también con el nombre de riboflavina. Es una vitamina hidrosoluble.

Facilita la producción de energía a partir de los alimentos. Contribuye al crecimiento y a la buena salud de la piel y las mucosas. Es importante para el crecimiento.

La podemos obtener de frutas como la ciruela, el albaricoque, el kiwi y el melocotón; de hortalizas como las espinacas, el brócoli o la col; así como en el jengibre. Y del germen de trigo.

Vitamina B3

Se conoce también con el nombre de niacina. Es una vitamina hidrosoluble.

Contribuye a la obtención de energía a partir de los hidratos de carbono. Ayuda a mantener en buenas condiciones el sistema nervioso y el sistema circulatorio. También contribuye a la salud de la piel y a la estabilización de la glucosa en la sangre.

Podemos encontrarla en frutas como el aguacate, los fresones, el melocotón, el pomelo, la uva, y en verduras como la col, el pimiento rojo o la zanahoria, y en el germen de trigo.

Vitamina B5

Se conoce también con el nombre de ácido pantoténico (a partir de la palabra griega pantos, que significa 'en todas partes'). Es una vitamina hidrosoluble.

Ayuda a la producción de energía, con las demás vitaminas del grupo B. Contribuye a la producción de hormonas como la adrenalina y la insulina.

Se encuentra en frutas como el aguacate, la sandía, la papaya, la naranja o los fresones, y en vegetales como el brócoli, los berros o el tomate.

Vitamina B6

Se conoce también con el nombre de piridoxina. Es una vitamina hidrosoluble.

Ayuda a que el organismo genere energía a partir de los hidratos de carbono que obtiene de los alimentos. Ayuda al buen funcionamiento del sistema nervioso y a la buena salud de la piel.

Está presente en frutas como la frambuesa, el plátano o la sandía. En verduras como las coles de Bruselas, la col rizada, el pimiento, la remolacha. Y en el germen de trigo.

Vitamina B9

Se conoce también con el nombre de ácido fólico. Es una vitamina hidrosoluble.

Contribuye a la producción de glóbulos rojos y a la buena salud del sistema nervioso. Es esencial para el buen desarrollo del feto.

Encontramos el ácido fólico en frutas como los fresones, la pera, el pomelo, la mandarina, la naranja, el melón y la piña; en verduras como la col, la lechuga, la menta; y en el germen de trigo o en el germinado de alfalfa.

Vitamina C

Es una vitamina hidrosoluble.

Favorece la absorción del hierro y es antioxidante. Tiene un efecto positivo sobre el sistema inmunitario. Ayuda a mantener una piel saludable.

Está presente en numerosas frutas y verduras, entre las cuales se encuentran el apio, la col rizada, el diente de león, las espinacas, la menta, los cítricos, la manzana, la sandía, el brócoli o el hinojo. Y también en el germinado de alfalfa.

Vitamina E

Es una vitamina liposoluble. Mejora la circulación. Contribuye a la buena salud del corazón. Es un buen antioxidante.

La puedes obtener sobre todo de vegetales de hoja verde, como la lechuga, el brócoli y las espinacas. En menor cantidad de frutas como la papaya, el melocotón, el kiwi o el mango. Y del germen de trigo.

Vitamina K

Es una vitamina liposoluble. Interviene en la coagulación de la sangre. Ayuda a tener huesos fuertes y sanos.

Se encuentra en vegetales de hoja verde, como la lechuga, el brócoli, las coles y las espinacas. En los fresones, el kiwi y el plátano. Y también en el germinado de alfalfa o el germen de trigo.

LOS MINERALES

Los minerales, decisivos como las vitaminas para el buen funcionamiento del organismo, se clasifican según la cantidad que necesitamos de ellos. El cuerpo humano necesita en mayor cantidad los macroelementos (calcio, fósforo, magnesio, potasio, sodio, azufre, cloro), en menor cantidad los microelementos y los oligoelementos (zinc, selenio, cobre, flúor, hierro, yodo).

Puedes leer brevemente qué función desempeñan algunos de ellos en nuestro organismo y en qué alimentos de origen vegetal puedes encontrarlos.

Azufre

Este mineral es uno de los macroelementos. Es importante para la buena salud de la piel, el pelo, las uñas. Ayuda a metabolizar las grasas y los hidratos de carbono.

Este mineral se encuentra en el apio, la chirivía, el pepino, la col rizada, las coles de Bruselas, el tomate o la zanahoria, y también en la frambuesa, los fresones, el melón y la uva.

Calcio

Es uno de los macroelementos. Ayuda a tener huesos fuertes, especialmente en la infancia y en la menopausia. Influye en el buen funcionamiento de los nervios y en la contracción y la relajación de los músculos.

Son fuentes de calcio la leche y algunas verduras como la frambuesa, los fresones, el kiwi o la papaya, y algunas verduras como el apio, la col en todas sus variedades, las espinacas o la zanahoria.

Fósforo

Es uno de los macroelementos. Este mineral interviene en el desarrollo y el buen estado de los huesos, los dientes y los músculos. También contribuye a la función del riñón.

Tienen un buen contenido de fósforo el apio, la col rizada, el germinado de alfalfa, el kiwi o el melón.

Hierro

El hierro tiene un papel muy importante en la formación de glóbulos rojos, que transportan el oxígeno en la sangre por todo el cuerpo.

Para tener un buen aporte de hierro se puede tomar berro, col, espinacas, lechuga o frambuesas. También está presente en la leche.

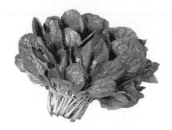

Mireille Louet

Magnesio

El magnesio, uno de los macroelementos, interviene en un gran número de procesos de nuestro organismo. Es importante para asegurar el transporte de oxígeno a los tejidos, la transformación de los nutrientes en energía o la contracción y la relajación de los músculos.

Se encuentra en frutas como el kiwi, el melón, el limón, el pomelo o la uva, y en verduras como el apio, las coles o la remolacha.

Manganeso

El manganeso es importante para la formación de los huesos y los tejidos, interviene también en la coagulación de la sangre y en el buen funcionamiento del cerebro y el sistema nervioso.

Puedes obtener este mineral del aguacate, la piña, las ciruelas, el plátano, la remolacha, el berro, la zanahoria o la lechuga.

Potasio

Es uno de los macroelementos. Este mineral juega un papel importante en el equilibrio de agua del organismo, junto con el sodio. Tiene que ver también con la buena salud de los músculos y sus movimientos de contracción y relajación.

Encontrarás una buena aportación de potasio en el albaricoque, el kiwi, el melocotón, el melón, el plátano, la papaya, la uva, la lechuga, la col, el apio, el brócoli o la remolacha.

Sodio

Es uno de los macroelementos. Colabora con el potasio para regular el equilibrio de agua en el cuerpo. También interviene en la regulación de la presión de la sangre y en el funcionamiento del sistema nervioso y de los músculos.

El sodio está presente en el kiwi, el limón, el melón, el apio, los berros, el brócoli, la col, las espinacas, la remolacha y la zanahoria.

Zinc

El zinc interviene en la formación y la regeneración de células, y tiene un papel importante en la salud del sistema reproductivo.

Este mineral se encuentra en la frambuesa, los berros, el brócoli, las coles de Bruselas o el tomate, y también en las algas.

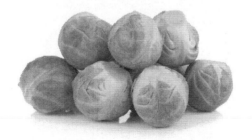

3.Cómo se preparan los smoothies

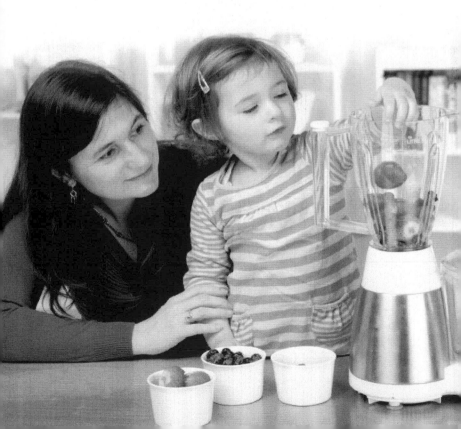

Ya conoces los beneficios saludables de los smoothies, has encontrado la respuesta a algunas de las preguntas básicas, reconoces la variedad de vitaminas y minerales que aportan a la dieta de toda la familia... ¡ha llegado el momento de pasar a la acción!

Para preparar un smoothie necesitas muy poca cosa, te basta con un cuchillo y una batidora. Si eres una de esas personas que se chiflan por los aparatos, los electrodomésticos y cualquier otro "trasto" para equipar tu cocina, puedes ampliar la lista con un gran número de accesorios. Elige, según tus preferencias, tu espacio disponible y tu presupuesto.

La batidora

En las batidoras de vaso los ingredientes se introducen en un depósito con tapa, que puede variar de tamaño según el modelo. En la base de la jarra hay varias cuchillas que, al girar a gran velocidad, trituran su contenido.

Solamente hay que quitar la piel de algunas frutas y verduras, las semillas o las pepitas. La batidora es una opción rápida, tanto en cuanto a la preparación de los ingredientes como a la elaboración del batido y a la limpieza posterior.

Al elegir la batidora que más se ajusta a tus necesidades es recomendable que te fijes en tres aspectos: la potencia, la capacidad y el material.

Si tu batidora tiene poca potencia, no será capaz de triturar frutos secos o hielo, y quizá te cueste obtener una mezcla homogénea.

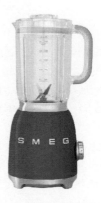

En cuanto a la capacidad, existen batidoras en las que el recipiente equivale a un vaso de batido. Incluso algunas permiten utilizar ese mismo recipiente para tomar o llevar el smoothie. Eso puede ser muy práctico, siempre que no vayas a preparar un smoothie para varias personas.

Finalmente, si el cristal de tu batidora es de vidrio templado, no tendrás que preocuparte si introduces en el recipiente alimentos muy fríos (o muy calientes).

Algunos modernos robots de cocina (como la popular Thermomix) incluyen una función de batidora que te permite utilizarlos para preparar un smoothie como con una batidora de vaso.

El exprimidor

Si vas a incorporar a tus smoothies zumo exprimido de naranja, lima o pomelo, necesitarás también un exprimidor. Puedes elegir entre varias opciones.

En el exprimidor manual por rotación hay que aplicar presión sobre la fruta y hacerla girar con una mano. El zumo queda en el recipiente encajado en la parte inferior, mientras que los restos de pulpa y las semillas quedan retenidos por el colador.

En cambio, en el exprimidor eléctrico por rotación no hay que realizar la rotación con la mano, sino simplemente presionar ligeramente la fruta partida sobre el cono, que gira y va extrayendo el zumo.

Existe también otro tipo de exprimidores, los llamados de palanca, que extraen el zumo de la fruta por presión. Existen modelos de diseños muy variados, e incluso alguno eléctrico.

La licuadora

La licuadora te permitirá añadir a tus smoothies zumo de manzana, de lechuga, de pera… Este electrodoméstico extrae el zumo de las frutas y los vegetales y lo separa de la pulpa. Según la potencia del aparato, la pulpa queda más o menos húmeda y la cantidad de zumo es inversamente proporcional.

Los ingredientes se introducen troceados por la boquilla y van a parar a un cestillo metálico en cuya base hay unas pequeñas cuchillas. Este cestillo gira a gran velocidad y muele los ingredientes. La pulpa queda en el depósito mientras que el jugo sale por un conducto hacia el vaso o un recipiente recolector. Algunas licuadoras tienen una boquilla suficientemente grande como para que no sea preciso trocear frutas del tamaño de un kiwi, una mandarina, una pera o incluso una manzana pequeña y para licuar a la vez varias zanahorias o tallos de apio. Además, el proceso de centrifugación es muy rápido. Por eso resultan muy prácticas para preparar zumos en poco tiempo.

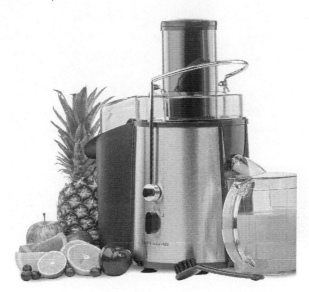

El extractor de zumos

Para preparar tus smoothies quizá prefieras añadir zumo natural de frutas obtenido con un extractor, que obtiene el zumo mediante un proceso de masticación. Al presionar la fruta o el vegetal contra un eje en forma de espiral, se extrae lentamente el zumo por una parte y por otra la pulpa, que van a parar a dos depósitos o recipientes distintos.

Con el extractor obtendrás más líquido que con la licuadora, además, trabaja en frío y reduce el contacto de las frutas y los vegetales con el aire, por lo que el zumo se oxida más lentamente. En comparación con la licuadora, el precio de los extractores es más elevado y requieren trocear bastante los ingredientes.

Accesorios... para casi todo

Bolsas de congelación

Ideales para congelar ingredientes troceados, ya a punto para preparar un smoothie en un momento. Un buen recurso para los buenos planificadores y con poco tiempo en el momento de preparar los batidos.

Cañitas

Sirve tus smoothies más líquidos acompañados con una cañita. Pueden ser de plástico, desechables, o de cristal. Para las ocasiones especiales encontrarás diseños infantiles divertidos que darán un toque especial a la presentación de los batidos en una merienda con sus amigos.

Colador de varios tamaños

El colador te servirá tanto para colar algún ingrediente líquido que añadas a tus smoothies, como para lavar las frutas y las hortalizas.

Cortador de manzana

Este práctico cortador te permite trocear la manzana y retirar el corazón con un solo gesto. Existen también cortadores que al mismo tiempo trocean la manzana.

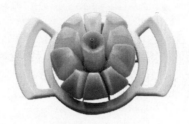

Cubitera

Reserva en la cubitera los cubitos de hielo de zumo, incluso ya picados, para añadirlos después a los smoothies. Darás consistencia y sabor a tus recetas.

Cuchara de helado

La típica cuchara de heladería es el accesorio más útil para formar bolas de helado. Si la sumerges antes en agua caliente, la bola te quedará aún mejor.

Cuchillos

De sierra, sin sierra, pequeño, mediano o incluso uno de mayor tamaño... para preparar los smoothies tendrás que trocear frutos pequeños como la uva o quitar la cáscara de la piña o la papaya. Un pequeño surtido de cuchillos te facilitará la labor.

Deshuesador

Si sueles preparar smoothies con cerezas, este accesorio te facilitará la tarea de quitarles el hueso. Cuando le pilles el truquillo te ahorrará tiempo y resulta más limpio.

Espátula de plástico

Hazte con una espátula para recoger el batido de las paredes de la batidora y no desperdiciar ni un sorbo. Resultan prácticas en la cocina en muchas más ocasiones de las que imaginas.

Heladera

Este pequeño electrodoméstico te permitirá elaborar tus propios helados artesanos en casa. Así podrás controlar totalmente los ingredientes que utilizas.

Hervidor de agua

Con este pequeño electrodoméstico podrás calentar el agua para preparar las infusiones que incluyas en tus batidos. No ocupa demasiado espacio y puede resultar muy útil.

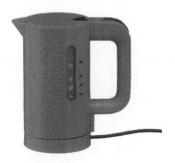

Jarra con tapa

Si has preparado el smoothie con antelación, guárdalo en la nevera dentro de una jarra tapada. O sírvelo en ella junto con varios ingredientes troceados, de manera que cada componente de la familia lo personalice a su gusto.

Moldes de helado

Puedes preparar tus propios helados naturales, que serán una base ideal para un smoothie cremoso y saludable que hará las delicias de los peques de la casa.

Molinillo de hierbas

¿Te gusta añadir hierbas aromáticas a los batidos? Utiliza el molinillo para la menta, la albahaca o el perejil.

Pelador

Es asombroso con qué facilidad pelas zanahorias, pepinos o calabacines, o incluso retiras las fibras del tronco del apio con ayuda de un pelador. Y también puedes utilizarlo con otras frutas que vayas a utilizar sin piel.

Picadora de hielo

Si tu batidora no tiene potencia suficiente, puedes recurrir a una picadora específica para hielo.

Rallador

Indispensable para rallar jengibre y cúrcuma, por ejemplo.

Tabla de cortar

Trocea tus ingredientes sobre una tabla de cortar para mantener a salvo tu encimera y también tus cuchillos.

Vaso termo

Un vaso que conserve la temperatura es una buena opción si tienes que llevarte el smoothie para tomarlo en el parque, en una excursión, en un paseo…

Yogurtera

Tener una yogurtera en casa te permitirá elaborar tus propios yogures, de una forma sencilla y poco laboriosa. Serán un ingrediente ideal para los batidos más cremosos.

4. Energía para empezar el día

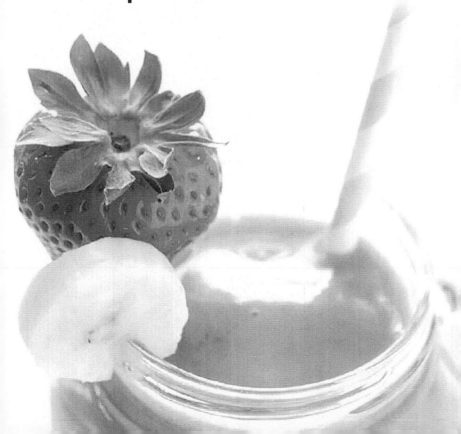

Tomar un buen desayuno es la mejor manera de afrontar bien el día. Y es especialmente importante para los pequeños de la familia, antes de iniciar una jornada repleta de aprendizajes, juegos y experiencias.

Aprovecha estas ideas y anímate a incorporarlas a los desayunos familiares. Puedes elegir combinaciones más ligeras u otras que incorporen también lácteos o incluso cereales. Con un poco de organización, será más sencillo de lo que imaginas.

Mireille Louet

Smoothie de fresas y plátano con yogur

¿Qué necesitas?

1 taza de fresas   1 plátano

1 yogur

¿Cómo lo vas a preparar?

❖ Lava las fresas y retírales la parte superior.

❖ Pela el plátano y retira las hebras.

❖ Coloca las frutas con el yogur en la batidora y bátelo hasta que no queden grumos.

➡ Este es uno de los batidos que podríamos llamar "básicos", una receta ideal para iniciarse en estas saludables propuestas de desayuno. Si no hay problemas de alergias a ninguno de sus ingredientes, son sabores familiares que combinan muy bien. Las fresas le dan un suave toque de acidez y el plátano contribuye a conseguir una textura suave y cremosa.

➡ Puedes utilizar yogur de leche de vaca, de cabra o de oveja y cualquier otro tipo de lácteo. ¿En casa no tomáis productos lácteos por cuestiones de intolerancias o por preferencias alimentarias? Elige entonces yogures de origen vegetal. O incluso cambia el yogur por medio vaso de leche de soja, de arroz o de otras variedades y añade medio plátano más a la receta.

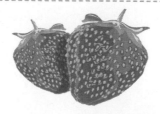

Smoothie de naranja, manzana y limón con plátano

¿Qué necesitas?

½ naranja (1 si son pequeñas)   1 manzanas
¼ limón   ½ plátano

¿Cómo lo vas a preparar?

Pela y trocea la naranja y el limón, y no te olvides de retirarles todas las semillas.

❖ Lava bien la manzana y trocéala.

❖ Pela también el plátano y retira las hebras.

❖ Coloca las frutas en la batidora y bátelas hasta que no queden grumos.

➥ Las propiedades de las manzanas son conocidas desde tiempos ya lejanos. Seguro que te resulta familiar la historia de Hércules, el héroe de la mitología griega. Uno de los dificilísimos retos que tuvo que superar está relacionado con las manzanas de oro que otorgaban a los dioses la eterna juventud. Estas manzanas crecían en un jardín situado donde se oculta el sol, bajo la vigilancia de unas ninfas (las Hespérides) y de una gran serpiente. ¡Por fortuna, no necesitamos enfrentarnos a nada parecido para disfrutar del sabor, la vitamina C y la fibra que nos aportan las naranjas!

➥ Prueba a añadir a este smoothie algunas hojas de lechuga. Le darás un toque de frescor y, además, es una buena manera de empezar a tomar zumos verdes.

Mireille Louet

Smoothie de plátano, uvas, manzana, piña y espinacas

¿Qué necesitas?

½ plátano

½ manzana

10 hojas de espinacas frescas

10 granos de uva verde

1 rodaja de piña

¿Cómo lo vas a preparar?

❖ Pela y corta el plátano. Retira las hebras.
❖ Lava las uvas y quítales las pepitas.
❖ Lava la manzana y trocéala.
❖ Quita el corazón y la piel de la piña.
❖ Lava las espinacas y ponlas a secar sobre un poco de papel absorbente de cocina o sobre un trapo.
❖ Bate los ingredientes hasta obtener la textura deseada. Si te parece que queda muy espeso, puedes añadir un poco de agua o de zumo.

➡ Las espinacas son una gran fuente de fibra y, por lo tanto, son una buena ayuda para facilitar el tránsito intestinal. Los problemas de estreñimiento no son un "privilegio" de la edad adulta. Si en casa os conviene una ayudita, incorpora las espinacas a tus ensaladas y también a tus smoothies.

➡ Las espinacas se pueden consumir en crudo, por lo que son un ingrediente ideal para aportar fibra y vitaminas a tus batidos. Son remineralizantes, antioxidantes y anticancerígenas. Además de sus virtudes en el tránsito intestinal, se recomiendan por sus propiedades para combatir la anemia.

Smoothie de plátano, mango y naranja

¿Qué necesitas?

1 plátano   1 mango

1 naranja

¿Cómo lo vas a preparar?

❖ Pela el plátano y trocéalo.

❖ Lava y corta los mangos.

❖ Exprime las dos naranjas.

❖ Bate el plátano y el mango en la batidora y añade el zumo de naranja al final.

❖ Corta parte del mango, el plátano y la naranja a dados pequeños. Puedes incorporarlos a tu smoothie como decoración. ¡Será divertido ir "pescando" los tropezones de fruta al tomarlo!

➡ El mango puede ser un buen aliado para los peques con el estómago sensible. Contiene gran cantidad de vitamina C, al igual que otros muchos cítricos, pero es más suave, así que su estómago lo tolerará mucho mejor. Al mismo tiempo disfrutará de otros beneficios como sus propiedades diuréticas y ligeramente laxantes.

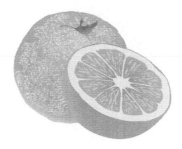

Mireille Louet

Smoothie de mango, nectarina y naranja con yogur

¿Qué necesitas?

½ yogur   1 mango
1 nectarina   1 naranja

¿Cómo lo vas a preparar?

❖ Pela y trocea la naranja.
❖ Lava y corta el mango y la nectarina.
❖ Bate las frutas junto con el yogur en la batidora.

➡ Este batido contribuirá a mantener en forma el sistema inmunológico de los pequeños de la casa. ¡Una buena ayuda en cualquier momento del año!

➡ La nectarina es una fruta carnosa y jugosa tiene un contenido muy elevado de vitamina B3. Y, en contra de lo que se suele pensar, no surge por un cruce entre el melocotón y la ciruela, sino que es una variedad de melocotón.

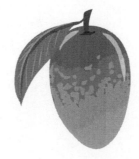

Smoothie de piña, arándanos rojos y fresas con yogur

¿Qué necesitas?

½ yogur

1 taza de arándanos

1 rodaja de piña

1 taza de fresas

¿Cómo lo vas a preparar?

❖ Quita la piel y el corazón a la rodaja de piña.
❖ Lava los arándanos y las fresas y sécalos suavemente con un trapo.
❖ Quita las hojas de las fresas.
❖ Bátelo todo junto con el yogur.

➡ El arándano rojo es un fruto del bosque con un sabor delicioso que, además, tiene propiedades saludables. Es antioxidante, regula los niveles de colesterol y es una buena ayuda para tratar y prevenir las infecciones de las vías urinarias.

➡ Si quieres evitar que los arándanos se reblandezcan, lávalos con agua bien fría antes de utilizarlos. Actualmente este pequeño fruto del bosque puede encontrarse congelado, por lo que puedes añadirlo a tus batidos en cualquier época del año.

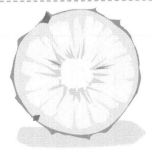

Mireille Louet

Smoothie de uvas, naranja, pera con yogur y miel

¿Qué necesitas?

1 yogur

1 naranja

1 cucharada de miel

una taza de uvas negras

1 pera

¿Cómo lo vas a preparar?

❖ Limpia las uvas y retírales las pepitas.

❖ Pela y corta la naranja.

❖ Lava y trocea la pera.

❖ Pon las frutas en la batidora junto con el yogur y la cucharada de miel y bate hasta que obtengas la textura deseada.

➡ Si sueles comprar fruta procedente de cultivos ecológicos, puedes incorporarla con piel a los batidos. Eso sí, lávala bien con agua.

➡ Puedes añadir a este smoothie una cucharada de los cereales que toméis habitualmente en casa (copos de avena, de trigo, de maíz, arroz...). Prepáralo con una textura más bien espesa y tomadlo con cuchara.

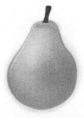

Smoothie de plátano, naranja, limón y yogur de cereales

¿Qué necesitas?

1 yogur de cereales

½ naranja

1 cucharada de miel

1 plátano

¼ de limón

¿Cómo lo vas a preparar?

❖ Pela y trocea los plátanos, la naranja y el limón. Fíjate bien en que no queden semillas de la naranja ni del limón.

❖ Vierte el yogur en el vaso de la batidora y añade la miel y las frutas. Bate hasta obtener la textura que deseas.

➡ Si prefieres que tu batido no sea muy espeso, exprime la naranja y el limón. Bate el yogur con el plátano y añade después el zumo exprimido. Si por el contrario te gustan los batidos para tomar con cuchara, no incorpores el yogur al batir sino cuando las frutas ya están trituradas.

➡ Este zumo te aportará fibra y vitaminas que ayudarán al buen funcionamiento de tu cuerpo. Puedes sustituir los cítricos que figuran entre sus ingredientes por otros, a vuestro gusto o según la temporada. El pomelo, la lima y la mandarina darán igualmente un resultado delicioso y cargado de vitaminas.

Energía para empezar el día

Mireille Louet

Smoothie de albaricoque, naranja, mango y papaya

¿Qué necesitas?

4 albaricoques
½ mango

½ naranja
¼ papaya

¿Cómo lo vas a preparar?

❖ Lava y deshuesa los albaricoques.
❖ Pela y trocea la naranja, el mango y la papaya.
❖ Bate todos los ingredientes en la batidora y añade el agua que creas conveniente.

➡ El mango y la papaya pertenecen al grupo de frutas tropicales. Desde hace algunos años son habituales en los puestos de fruta de tiendas, mercados y supermercados. Tienen un sabor más bien dulce que combina muy bien con el contrapunto ácido de la naranja.

➡ Este smoothie puede incorporar también otros ingredientes. Abre la puerta a las hortalizas y añade una zanahoria a la mezcla. También puedes incorporar un tomate o bien unas hojas de espinacas o un ramillete de brócoli.

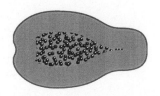

Smoothie de plátano y fresas con leche de almendra y copos de avena

¿Qué necesitas?

1 plátano congelado

un puñado de copos de avena

1 cucharada de miel

1 taza de fresas

½ vaso de leche de almendra

1 pizca de canela

¿Cómo lo vas a preparar?

❖ Pela y trocea el plátano.

❖ Limpia las fresas y quita las hojas de la parte superior.

❖ Bate todos los ingredientes en la batidora para conseguir obtener un smoothie homogéneo.

➡ La leche de almendra es muy fácil de digerir y tiene muy bajo contenido graso. Es adecuada para personas con alergias o intolerancias a la lactosa y al gluten. Se recomienda tomarla también en casos de problemas gastrointestinales.

➡ ¿Te apetece un smoothie más consistente, más energizante y más crujiente? Reemplaza los copos de avena por un par de cucharadas de muesli. ¡Empezaréis el día repletos de energía!

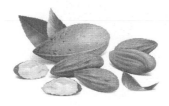

Mireille Louet

Smoothie de kiwi con yogur y cereales

¿Qué necesitas?

1 yogur   2 kiwis
30 gramos de cereales integrales

¿Cómo lo vas a preparar?

❖ Pela el kiwi y trocéalo.
❖ Pon todos los ingredientes en la batidora y bátelos hasta que obtengas la textura que más te guste.

➡ Este smoothie ayuda a evitar el estreñimiento ya que tanto el kiwi como los cereales son importantes fuentes de fibra. Además, el kiwi es una gran fuente de vitamina C, un gran aliado contra los resfriados y otros problemas de salud.

➡ Si prefieres un smoothie con un toque crujiente, puedes reservar parte de los cereales y añadirlos justo antes de tomar el batido. También puedes ir variando el tipo de cereales o incluso combinarlos con frutos secos troceados.

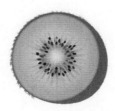

Smoothie de papaya y mango con yogur de cereales

¿Qué necesitas?

1 yogur de cereales   ½ papaya
½ mango

¿Cómo lo vas a preparar?

❖ Pela el mango y la papaya, retira los huesos y trocéalos.
❖ Pon los ingredientes en la batidora hasta que esté todo
bien batido.

➡ El alto contenido en magnesio e hidratos de carbono de este batido
te proporcionará energía para todo el día. Si lo prefieres, puedes elegir
un yogur natural (de origen animal o vegetal) y añadir los cereales a tu
gusto.

➡ La papaya es una fruta tropical originaria de México, aunque se
cultiva cada vez en más partes del mundo. Algunos de los beneficios
que nos aportan son sus propiedades diuréticas, y aumenta las defensas
naturales gracias a la vitamina C, ¡incluso más que las naranjas!

Smoothie de moras y jengibre con yogur

¿Qué necesitas?

1 yogur	1 taza de moras
1 naranja	½ limón
1 cucharada de jengibre fresco	1 cucharada de sirope de agave

¿Cómo lo vas a preparar?

❖ Limpia el jengibre y rállalo.

❖ Lava las moras y déjalas escurrir.

❖ Exprime el medio limón y la naranja.

❖ Pon los ingredientes en la batidora y bate hasta obtener una mezcla homogénea.

➡ Este smoothie fortalece el sistema inmunológico gracias a la acción combinada de los cítricos y el jengibre. Y eso nunca está de más para los pequeños de la casa... ni para los que ya no son tan pequeños, por supuesto.

➡ El sirope de agave tiene un poder endulzante mayor que el azúcar común, y además es potenciador del sabor. Entre los motivos para escoger sirope de agave como edulcorante se encuentran su bajo índice glucémico, es decir, que no produce un aumento repentino del azúcar en la sangre. De todos modos, es importante elegir un sirope de agave poco refinado, que tendrá un contenido de fructosa menor, y tomarlo con moderación.

Smoothie de plátano y ciruelas con yogur y mantequilla de almendra

¿Qué necesitas?

1 yogur griego
2 ciruelas

½ vaso de leche de vaca o de almendra

1 plátano
1 cucharada de mantequilla de almendra

¿Cómo lo vas a preparar?

❖ Pela y trocea el plátano.
❖ Lava y deshuesa las ciruelas.
❖ Pon todos los ingredientes en la batidora y bátelos.

➡ Puedes optar por dar a este batido una textura espesa y tomarlo con cuchara. Lo conseguirás batiendo poco rato los ingredientes y añadiendo el yogur posteriormente, ya en el bol en el que vayas a servirlo.

➡ La mantequilla de almendra tiene una textura parecida a la mantequilla de cacahuete, pero es un fruto seco mucho más saludable por la presencia de grasas monoinsaturadas saludables para el corazón, de fibra y de vitaminas y minerales. ¡Incluso se puede preparar en casa!

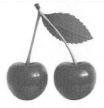

Mireille Louet

Smoothie de melocotón y naranja con leche de almendras y copos de avena

¿Qué necesitas?

½ plátano
1 naranja
1 cucharada de copos de avena

1 melocotón
½ vaso de leche de almendras
1 cucharadita de jarabe de arce

¿Cómo lo vas a preparar?

❖ Pela y trocea el plátano.
❖ Lava y trocea el melocotón.
❖ Junta los ingredientes en la batidora.

➡ Prepara este smoothie con las frutas congeladas y le darás un toque cremoso y fresco. Además, es una buena manera de tener a punto los ingredientes en los días en que no se dispone de mucho tiempo para la compra o la preparación.

➡ Si quieres preparar un batido menos saciante, suprime los copos de avena o sustitúyelos por algún complemento que no sea tan consistente. Si no es época de melocotones, puedes reemplazarlo por albaricoques, nectarinas o incluso mango.

Smoothie de manzana, plátano y espinacas con agua de coco

¿Qué necesitas?

1 plátano

1 manzana

1 vaso de agua de coco

2 puñados de espinacas frescas

¿Cómo lo vas a preparar?

❖ Pela el plátano y trocéalo.

❖ Lava y quita el corazón a la manzana. Trocéala.

❖ Lava las espinacas y déjalas escurrir.

❖ Pon los ingredientes en la batidora y bátelos bien hasta que queden bien disueltos.

➡ Un truco para conseguir que todos los ingredientes de este smoothie queden bien mezclados consiste en empezar batiendo las espinacas con un poco de agua de coco. Añade después el plátano y la manzana.

➡ Si no encuentras fácilmente agua de coco en los establecimientos donde acostumbras a hacer la compra, puedes sustituirla por alguna leche de origen vegetal como la avena, el arroz, la almendra… ¡A tu gusto!

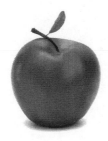

Smoothie de naranja, zanahoria, mango, pepino y lima

¿Qué necesitas?

1 plátano

1 zanahoria

½ pepino

1 naranja

½ mango

¼ lima

¿Cómo lo vas a preparar?

❖ Pela y trocea todos los ingredientes.

❖ Bátelos en la batidora hasta obtener la textura deseada.

➡ El zumo de la lima evitará que los ingredientes del smoothie se oxiden. Puedes decorar el smoothie con una rodaja de lima e incluso con unas hojitas de menta. Si te parece que la textura del batido es demasiado espesa, puedes exprimir la lima y la naranja o incluso licuar la zanahoria y el pepino. Así aumentarás la cantidad de ingredientes líquidos.

➡ ¿Has probado a añadir el pepino con piel a tus batidos? Simplemente lávalo bien y trocéalo. Así, aprovecharás todas las propiedades nutritivas que contiene la piel.

Smoothie de naranja, zanahoria, manzana, mango y fresas con yogur

¿Qué necesitas?

1 yogur	1 naranja
1 zanahoria	½ manzanas
½ mango	3 fresas

¿Cómo lo vas a preparar?

❖ Pela y trocea las naranjas y el mango.
❖ Lava y trocea las zanahorias, la manzana y las fresas.
❖ Seca suavemente las fresas y retírales las hojas.
❖ Bate todos los ingredientes en la batidora.

➡ Este zumo es muy saludable por el alto contenido en vitamina C y en antioxidantes de sus ingredientes. Varía el tipo de manzana que utilices para prepararlo y notarás cómo cada clase le aporta un toque especial: Royal Gala, Pink Lady, Golden, Fuji…

➡ Ten en cuenta que hay que lavar las fresas enteras, sin retirarles todavía las hojas. Con eso evitarás que queden aguadas y pierdan sabor. Si no es época de fresas o no las tienes a mano, puedes sustituirlas por algún fruto del bosque, que se encuentran fácilmente congelados.

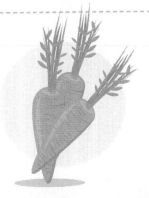

Mireille Louet

Smoothie de kiwi y manzana con yogur

¿Qué necesitas?

1 yogur   2 kiwis
1 manzana

¿Cómo lo vas a preparar?

❖ Pela los kiwis y trocéalos.
❖ Lava la manzana, retira el corazón y las semillas y trocéala.
❖ Pon los ingredientes en la batidora y bate bien, vigilando que no queden trozos sin batir.

➡ Este batido con pocos ingredientes es delicioso y nutritivo. ¿Quieres darle un toque más refrescante para tus desayunos de los días calurosos? Añádele medio pepino licuado y zumo de limón a tu gusto.

➡ Puedes sustituir el yogur por otro producto lácteo cremoso, como por ejemplo el queso batido fresco. Lo encontrarás sin dificultad en el supermercado, incluso en variedades desnatadas que harán el smoothie más ligero.

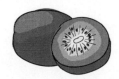

Smoothie de plátano, piña, fresas, lechuga y kiwi

¿Qué necesitas?

½ plátano

6 fresones

3 hojas de lechuga

1 rodaja de piña

2 kiwis

¿Cómo lo vas a preparar?

❖ Pela y trocea el plátano.

❖ Limpia bien la rodaja de la piña quitándole toda la piel y el corazón.

❖ Pela los kiwis y trocéalos.

❖ Lava los fresones con agua y quítales las hojas.

❖ Lava las hojas de lechuga y trocéalas ligeramente.

❖ Pon primero la lechuga en la batidora con las fresas y un poco de piña para asegurarte de que esta queda bien triturada y a continuación añade y bate el resto de ingredientes.

➥ Si os gusta la remolacha, puedes añadirle un poco de su zumo. Le dará un sabor muy característico y un color muy intenso que llamará la atención de los pequeños de casa. Es ideal consumir esta hortaliza en batido para aprovechar toda su fibra.

➥ Vale la pena fijarse bien en el punto de maduración de la piña y de los fresones. Si no están suficiente maduros, la combinación puede resultar demasiado ácida. Pero, no te preocupes, si es demasiado ácido añade un poco de miel y solucionarás el problema.

Mireille Louet

Smoothie de guayaba y naranja con yogur

¿Qué necesitas?

1 yogur   2 guayabas
2 naranjas

¿Cómo lo vas a preparar?

❖ Lava la piel de las guayabas, córtale las puntas superior e inferior y trocéalas.

❖ Bate las guayabas solas en la batidora y una vez batidas, pásalas por un colador fino para retirar sus semillas.

❖ Exprime las naranjas.

❖ Termina de batir todos los ingredientes.

➡ La guayaba es una fruta exótica poco conocida. Cuando vayas a comprar, selecciona las que estén duras y aromáticas y guárdalas en la nevera, ya que fuera de ella se marchitarán.

➡ Poca gente sabe que la guayaba se considera una "superfruta", ya que contiene cuatro veces más vitamina C que la naranja, tres veces más proteína y cuatro veces más fibra que la piña. Esta fruta aportará energía para todo el día y dará un toque suave a tus smoothies.

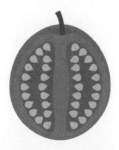

Smoothie de guayaba, naranja y fresas

¿Qué necesitas?

1 guayaba   1 naranja
5 fresas

¿Cómo lo vas a preparar?

❖ Lava la piel de las guayabas, córtale las puntas superior e inferior y trocéalas.

❖ Bate las guayabas solas en la batidora y una vez batidas, pásalas por un colador para retirar sus semillas.

❖ Lava las fresas y retírales las sus hojitas.

❖ Pela y trocea las naranjas.

❖ Bate las naranjas y las fresas junto con el zumo de guayaba.

➡ Cuando retires las semillas de la guayaba intenta no retirar la pulpa ya que en ese caso obtendrás un smoothie demasiado líquido. En cualquier caso, puedes añadirle un yogur, normal o griego, para aumentar la cremosidad de este smoothie.

➡ ¿Sabías que existen unas 150 variedades distintas de guayaba? Pueden encontrarse en las zonas tropical y subtropical del mundo. Comercialmente se agrupan en blancas y rojas, según el color de la pulpa. Las variedades más conocidas en función del país de origen son: Puerto Rico, guayabas de pulpa blanca; Rojo Africano, de pulpa rosada; Extranjero y Trujillo.

Energía para empezar el día

84

Mireille Louet

Smoothie de manzana, galletas y canela con yogur

¿Qué necesitas?

1 yogur griego
3 galletas de speculoos

1 manzana
1 cucharadita de canela

¿Cómo lo vas a preparar?

❖ Pela la manzana o lávala bien, retira el corazón y las semillas y trocéala.
❖ Rompe un poco las galletas de speculoos para que se trituren más fácilmente.
❖ Pon todos los ingredientes excepto la canela en la batidora, para añadirla al final.

➡ Espolvorea un poco de canela sobre el smoothie, remueve bien y pruébalo para comprobar si está al punto. Si te pasas, el sabor de la canela anulará el de los demás ingredientes.

➡ Puedes preparar este batido con cualquier otra galleta, aunque te animamos a probar las speculoos si no las conoces. Son típicas de Bélgica, Holanda y algunas zonas de Francia y Alemania. Tienen un sabor muy característico de especias (canela, jengibre, nuez moscada, principalmente) y una textura muy crujiente. También se encuentra crema de speculoos, que puedes añadir a tus smoothies con un resultado tan cremoso como sabroso.

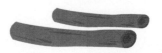

Smoothie de remolacha, piña, limón y menta

¿Qué necesitas?

1 remolacha
½ limón

1 rodaja de piña
unas hojas de menta

¿Cómo lo vas a preparar?

- ❖ Pela el limón, retírale las semillas y trocéalo.
- ❖ Limpia la rodaja de piña quitándole la piel y el corazón.
- ❖ Lava las hojas de menta y trocéalas un poco para ayudar a que se trituren bien.
- ❖ Lava bien la piel de la remolacha, retira su parte superior y córtala en trocitos pequeños.
- ❖ Bate bien todos los ingredientes hasta que no queden trozos de fruta.

➡ El jugo de remolacha tiene un sabor muy fuerte y algo terroso, por lo que se suele tomar acompañado con otras frutas; de lo contrario es incluso desagradable. Si es la primera vez que pruebas el zumo de remolacha, añade poca cantidad. Si ya lo has probado y te gusta, ¡puedes poner más!

➡ Si tienes espacio en tu balcón, reserva una maceta para plantar menta y otras plantas aromáticas como la manzanilla, la hierba luisa o la salvia. ¡Así podrás tener los ingredientes más frescos y condimentar tus smoothies o preparar infusiones aún más saludables!

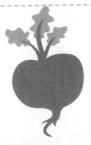

Mireille Louet

Smoothie de mango, naranja y espinacas con agua de coco

¿Qué necesitas?

½ mango   1 naranja
1 puñado de espinacas frescas   1 vaso de agua de coco

¿Cómo lo vas a preparar?

❖ Pela, retira el hueso y trocea el mango.
❖ Pela y trocea la naranja.
❖ Lava bien el puñado de espinacas, asegurándote de que no queda tierra.
❖ Bate primero las espinacas con un poco de agua de coco para que se disuelvan bien y a continuación añade y bate el resto de ingredientes.

➡ El agua de coco es una bebida que ayuda a rehidratar el organismo, pero tiene muchas otras propiedades saludables: es digestiva, tiene altos niveles de potasio y de vitaminas del grupo B, es alcalinizante y apenas aporta calorías.

➡ Las espinacas son muy beneficiosas para la salud, y más si se toman crudas. Sus pigmentos verdes nos permiten cuidar nuestra piel, la protegen de los efectos dañinos de la radiación solar y tienen efectos reparadores. ¿Hacen falta más argumentos para tomarlas toda la familia?

Smoothie de frambuesas y granada con yogur, semillas de chía y agua de coco

¿Qué necesitas?

1 yogur

½ granada

½ vaso de agua de coco.

50 gramos de frambuesas

2 cucharadas de semillas de chía

¿Cómo lo vas a preparar?

❖ Desgrana la granada intentando quitar toda la parte amarilla que une los granos para evitar su sabor amargo.

❖ Asegúrate de que las frambuesas están bien limpias.

❖ Bate todos los ingredientes en la batidora

❖ Pon en remojo las semillas de chía unas horas antes (cuatro porciones de agua por cada una de semillas). Puedes hacerlo la noche anterior y dejarlas en el frigorífico. Incorporar las semillas remojadas a tu batido los hará más saciantes.

➡ Las semillas de chía se consideran un superalimento gracias a sus muchas cualidades, como ser una excelente fuente de fibra y de antioxidantes, calcio, proteínas y ácidos grasos omega. Sin poner en duda sus beneficiosos para la salud, pero no hay que olvidar que no existen productos ni alimentos milagrosos. Lo esencial es seguir una dieta equilibrada.

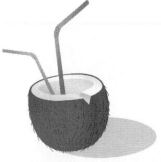

5. Meriendas deliciosas

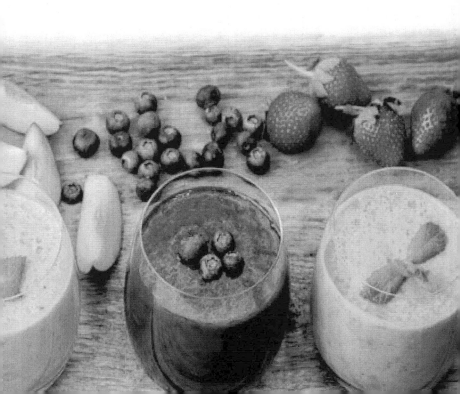

La merienda es una de las comidas del día a las que quizá no prestamos la atención que merece. Entre la comida y la cena transcurren varias horas en las que el organismo de los niños y niñas necesita un empujón para terminar bien el día. No se trata de hacer una gran merendola que nos lleve a perder la cena, sino de tomar un tentempié saludable que nos ayude a llegar hasta la hora de la cena sin perder la energía ni el apetito.

Las circunstancias del día a día te llevarán a elegir una u otra opción. ¿Vas un rato al parque con tu peque y quieres llevarle un smoothie para tomarlo en un momento de descanso? ¿Tu hija necesita recuperar fuerzas antes de las extraescolares de la tarde? ¿Vais a disfrutar de una merienda en familia durante el fin de semana? Explora las propuestas de las páginas siguientes y adáptalas a vuestros gustos y a vuestro estilo de vida.

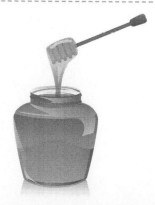

Mireille Louet

Smoothie de plátano con yogur, leche y miel

¿Qué necesitas?

1 plátano

1 vaso de leche

1 yogur

1 cucharada de miel

¿Cómo lo vas a preparar?

❖ Pela y trocea el plátano y retírale las hebras.

❖ Pon todos los ingredientes en el vaso de la batidora.

❖ Bate hasta que la mezcla sea cremosa y homogénea.

➡ Este smoothie es sin duda uno de los más sencillos que puedes preparar. Ni siquiera tienes que preocuparte de tener variedad de ingredientes y es una forma ideal de aprovechar esos plátanos que quizá estén un poco feúchos o maduros. Y la miel le aporta un extra de energía.

➡ Si os gustan los smoothies dulces, prueba a usar un yogur de vainilla en lugar de uno natural. Actualmente, en las secciones de refrigerados se puede encontrar una gran variedad de yogures de distintas texturas, propiedades y sabores. Cada uno le dará un toque distinto a tu smoothie. En la variedad está el gusto, ¿verdad?

Smoothie de arándanos y pera con yogur

¿Qué necesitas?

1 yogur   1 pera
2 tazas de arándanos

¿Cómo lo vas a preparar?

❖ Lava los arándanos.
❖ Lava la pera y quítale el hueso.
❖ Bate todos los ingredientes junto con el yogur en la batidora.

➡ Los arándanos crecen en los bosques principalmente durante los meses de verano. En esa época es fácil encontrarlos en cestillas en las fruterías. Pero pasado ese tiempo cuestan más de encontrar… ¡y su precio sube considerablemente! Aprovecha para comprarlos en la temporada y congélalos para poder disfrutarlos durante todo el año.

➡ La pera es uno de los alimentos con mayor proporción de agua, que alcanza prácticamente el 80 %. Es rica en hidratos de carbonos, pero no aporta grasas. Además, la pera contiene una gran cantidad de vitaminas y es rica en minerales, sobre todo potasio.

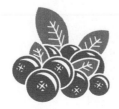

Smoothie de plátano y naranja con yogur

¿Qué necesitas?

1 yogur   1 plátano
½ naranja

¿Cómo lo vas a preparar?

❖ Pela el plátano y trocéalo.
❖ Corta la naranja por la mitad y exprímela.
❖ Bate el plátano y el yogur en la batidora.
❖ Finalmente, añade el zumo de naranja y mézclalo bien.

➡ Si quieres que tu smoothie tenga una textura más espesa, añade la naranja troceada a la batidora en vez de utilizarla ya exprimida. Además, así aumentarás el contenido de fibra de tu batido.

➡ Para dar un toque más divertido y apetecible a este batido, puedes servirlo con algunas virutas de chocolate por encima. No es preciso que las compres, puedes hacerlas tú misma rallando parte de una tableta del chocolate que compras habitualmente.

Smoothie de mango, albaricoque y limón con yogur

¿Qué necesitas?

1 yogur

3 albaricoques

unas hojas de menta

1 mango

1 limón

una cucharadita de azúcar

¿Cómo lo vas a preparar?

❖ Lava y pela los mangos, después córtalos a daditos.

❖ Pela los albaricoques y trocéalos.

❖ Haz lo mismo con el limón y retira las semillas.

❖ Pon todos los ingredientes junto con el yogur en la batidora.

❖ Añade azúcar y menta al gusto.

❖ Bátelo hasta que quede una mezcla uniforme.

➡ Puedes servir tu smoothie con unas hojas de menta encima para adornarlo. Si quieres que el resultado sea más refrescante, añade un poco de hielo al batir los ingredientes. Te quedará más espeso y muy, muy apetitoso cuando aprieta el calor.

➡ El mango y el albaricoque son frutas con alto contenido en azúcar y sabor bastante dulce. Prepara tu smoothie sin añadirle ningún edulcorante. Si es preciso podrás añadirlo más tarde. Si eliges un yogur edulcorado seguramente no será necesario.

Mireille Louet

Smoothie de frambuesa y naranja con yogur

¿Qué necesitas?

1 yogur
1 naranja

1 ½ taza de frambuesas

¿Cómo lo vas a preparar?

❖ Lava las frambuesas y déjalas secar sobre un paño de cocina o un poco de papel absorbente.
❖ Pela y trocea las naranjas.
❖ Pon las frambuesas y la naranja en la batidora con el yogur y mézclalo todo.

➡ Las frambuesas aportan un punto de dulzor y acidez. Si os gustan más los batidos un poco más suaves, puedes añadirle un plátano. Le dará un sabor más dulzón y un contrapunto cremoso ideal.

➡ En época de frambuesas, anímate a salir de excursión en familia para recogerlas. O compra mayor cantidad aprovechando que están bien de precio y congélalas. Tienes que lavarlas bien, sin aplastarlas. Luego, déjalas secar en una bandeja con papel absorbente, bien separadas unas de otras. Desecha las que estén estropeadas o no tengan tan buen aspecto. Congélalas también en una bandeja o un recipiente, pero sin que se toquen unas con otras. Al cabo de unas horas, podrás pasarlas a bolsitas de congelación.

Smoothie de plátano con yogur y cacao

¿Qué necesitas?

1 yogur
2 cucharadas de cacao

1 plátano
1 cucharadita de miel

¿Cómo lo vas a preparar?

❖ Pela el plátano y mézclalo con la cucharadita de miel.
❖ Mezcla el yogur en la batidora con el cacao.
❖ Añade el plátano y la miel y bátelo todo.

➡ Este batido, además de ser delicioso, resulta muy saludable. Sus ingredientes forman una combinación fantástica: el cacao es el rey de los alimentos antioxidantes y además, aporta mucho magnesio. El plátano tiene un alto contenido en potasio, como es bien conocido. Y la miel es un edulcorante natural con grandes propiedades.

➡ Si quieres que este batido tenga una consistencia más líquida, puedes sustituir el yogur por leche de origen animal o vegetal, según vuestros hábitos alimentarios familiares. Si lo preparas con antelación, guárdalo en un envase bien cerrado y protegido de la luz para que se conserve mejor.

Mireille Louet

Smoothie de plátano, piña y frambuesa con leche de coco

¿Qué necesitas?

½ plátano

1 taza de frambuesas

2 rodajas de piña

1 vaso de leche de coco

¿Cómo lo vas a preparar?

❖ Pela el plátano y trocéalo.

❖ Quita la corteza de las rodajas de piña.

❖ Añade todos los ingredientes a la batidora.

❖ Bate hasta que la mezcla sea homogénea.

➡ ¿Te ha gustado este batido pero quieres contar con otra opción para variar? Sustituye las frambuesas por otro fruto del bosque, como los arándanos o las moras, e incluso por fresas. Los frutos del bosque contienen altas concentraciones de vitamina C, que ayuda a fortalecer el sistema inmunológico y por lo tanto ayuda a enfermar menos. Además, apenas tienen calorías pero sí un contenido elevado de fibra.

➡ La leche de coco tiene cierta fama de alimento "milagroso" por sus propiedades como protector del organismo ante una larga lista de afecciones. De lo que no cabe duda es que contribuye a la salud de nuestro sistema inmunológico. ¡Una opción deliciosa y saludable para activar las defensas!

Smoothie de espinacas, aguacate y manzana

¿Qué necesitas?

1 aguacate

1 manzana

1 puñado de espinacas

½ taza de zumo de manzana

¿Cómo lo vas a preparar?

❖ Lava bien las hojas de espinacas y córtalas.

❖ Colócalas en la batidora junto con el zumo de manzana.

❖ Bate durante aproximadamente 1 minuto o hasta comprobar que el resultado es una mezcla homogénea y sin grumos.

❖ A continuación, añade a la mezcla la manzana entera, lavada y sin el corazón, y el aguacate, sin piel y sin hueso.

❖ Bate bien hasta que se mezcle bien y no queden trozos.

➡ El aguacate tiene un sabor suave y resulta muy digestivo. El inconveniente es que, si no lo utilizas entero, la parte sobrante se oxida rápidamente. Guárdalo sin retirar el hueso, rocíalo con unas gotas de zumo de limón y cúbrelo con papel film. También puedes conservarlo dentro de un recipiente hermético. ¡Y siempre en el frigorífico!

➡ Para preparar este smoothie verde, puedes elegir entre comprar zumo de manzana envasado de buena calidad o licuar la manzana. Si prefieres dar un toque más refrescante al smoothie prueba a congelar el zumo de manzana antes de añadirlo. Además, obtendrás una textura más espesa.

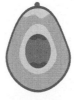

Smoothie de zanahoria con papaya y melocotón

¿Qué necesitas?

½ papaya

1 melocotón

2 zanahorias

1 cucharadita de semillas de amapola

¿Cómo lo vas a preparar?

❖ Pela y trocea la papaya y el melocotón.

❖ Lava bien las zanahorias o pélalas si lo prefieres y pártelas por la mitad.

❖ Pon todos los ingredientes en la batidora y mézclalos bien.

❖ Decora el smoothie con las semillas de amapola.

➡ En los ingredientes de este smoothie predominan los de sabor dulce. Si prefieres darle un toque ácido, puedes añadir un vaso de zumo de limón antes de batir los ingredientes. Además, ayudarás a evitar la oxidación del batido, con lo que se conservará mejor si no lo vas a tomar recién hecho.

➡ Puedes elegir otro tipo de semillas para decorar tu smoothie y aportarle fibra: las semillas de chía, de calabaza, de lino, de sésamo... Y también puedes escoger entre distintos tipos de melocotón: de agua, de viña o paraguayo. Todo depende de las propiedades que quieras aportar o de lo que tengas a mano en el momento de prepararlo.

Smoothie de zanahoria, manzana y pomelo

¿Qué necesitas?

2 zanahorias

1 manzana

½ pomelo

½ vaso de agua

¿Cómo lo vas a preparar?

❖ Lava las zanahorias y trocéalas.

❖ Haz lo mismo con las manzanas y retira también del corazón, asegurándote de que no queden semillas.

❖ Pela y trocea el pomelo.

❖ Pon los ingredientes en la batidora junto con el agua.

❖ Bátelo todo hasta que quede una mezcla homogénea.

- -

➡ Si quieres preparar un batido más consistente para encarar mejor lo que queda de tarde, prueba a añadir unos copos de avena. ¡Así aportarás energía y fibra a la merienda!

➡ Puedes reemplazar el pomelo por cualquier otro cítrico, desde las naranjas o las mandarinas hasta limón o lima. Siempre que incorpores un cítrico, valora si necesitas añadir algún edulcorante para compensar la acidez.

- -

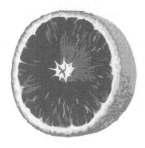

Smoothie de melón, papaya y piña

¿Qué necesitas?

1 tajada de melón   ¼ de papaya
1 rodaja de piña

¿Cómo lo vas a preparar?

❖ Limpia bien el melón, asegurándote de que no queden pepitas.
❖ Pela la papaya y trocéala.
❖ Parte la piña en dados.
❖ Añádelo todo al vaso de la batidora y mézclalo.

➡ El melón pertenece a la familia de las cucurbitáceas, la misma familia que las calabazas y los pepinos, y es una de las más importantes. Es una fruta rica en vitaminas y minerales que son grandes aliados para una salud óptima. Elige entre el melón de piel de sapo, el Galia y el de Cantaloup, todos ideales para smoothies y postres.

➡ Las frutas tropicales como la piña y la papaya son ricas en antioxidantes, estimulan el apetito a la vez que generan sensación de saciedad. Favorecen la digestión y evitan la deshidratación y, además, ¡son una merienda refrescante e ideal para una tarde de piscina o de playa en verano!

Smoothie de zanahoria, naranja y melocotón con yogur

¿Qué necesitas?

1 yogur

1 melocotón

1 naranja

2 zanahorias

¿Cómo lo vas a preparar?

❖ Pela y trocea la naranja.

❖ Lava bien o pela la zanahoria y córtala.

❖ Lava el melocotón y pártelo en trozos pequeños.

❖ Bate todos los ingredientes junto con el yogur en la batidora.

➡ ¿Quién no conoce las propiedades de la zanahoria como protectora de la vista y de la piel? Sin embargo, su lista de beneficios no acaba aquí: es una hortaliza digestiva, que regula el tránsito intestinal, regula los niveles de colesterol y ayuda a aumentar la cantidad de glóbulos rojos.

➡ Si prefieres dar a tu hijo un batido de textura más líquida, exprime la naranja aparte e incorpora el zumo cuando ya hayas batido los demás ingredientes. Incluso puedes optar por prepararlo con la licuadora en vez de con la batidora. Los zumos también son una opción estupenda para la hora de la merienda.

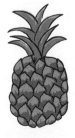

Mireille Louet

Smoothie de melocotón, plátano y coco

¿Qué necesitas?

1 plátano   1 yogur
1 melocotón   ½ coco

¿Cómo lo vas a preparar?

❖ Pela el plátano y pártelo en rodajas.
❖ Lava y trocea el melocotón.
❖ Saca la carne del coco con mucho cuidado.
❖ Pon el yogur y el coco en la batidora.
❖ Añade después el resto de ingredientes y bate hasta que la mezcla quede cremosa

----

➥ Decora este batido con coco rallado. Le darás un toque especial además de intensificar su sabor. O si prefieres que la textura de tu smoothie sea un poco más líquida, prueba a añadir medio vaso de agua de coco. ¡Esto dará también un aire más tropical y refrescante a tu batido!

➥ Si te ha gustado este batido pero quieres probar con un toque un poco distinto, prueba a sustituir el coco por aguacate en la misma proporción. Y si quieres una textura más líquida, añade un poco de zumo de melocotón o elige melocotones de agua o nectarinas como ingredientes.

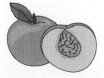

Smoothie de pomelo, naranja, piña y leche de coco

¿Qué necesitas?

½ pomelo

1 rodaja de piña

1 naranja

½ vaso de leche de coco

¿Cómo lo vas a preparar?

❖ Pela y trocea las naranjas y el pomelo.

❖ Corta la piña en trozos no muy grandes.

❖ Añádelo todo a la batidora junto con la leche y mézclalo hasta obtener una textura suave.

➡ Si te resulta difícil encontrar la leche de coco puedes cambiarla por yogur de coco. Ten en cuenta que así también darás una textura más espesa a tu smoothie.

➡ Este batido aportará una buena dosis de vitamina C. Elige la naranja, el pomelo y la piña en su punto de maduración para evitar que la combinación resulte demasiado ácida. Si aun así el batido te parece excesivamente ácido, añade un poco de miel para aportar el dulzor necesario como contrapunto.

Smoothie de frutos del bosque con yogur

¿Qué necesitas?

1 yogur

1 taza de frambuesas

azúcar al gusto

1 taza de fresas

1 taza de moras

¿Cómo lo vas a preparar?

❖ Lava bien las frambuesas y las moras.

❖ Lava las fresas y quítales las hojas.

❖ Junta el yogur con la fruta en la batidora.

❖ Bátelo todo hasta obtener la textura deseada.

➥ Los frutos del bosque son de fácil y rápida digestión, además son una gran fuente de energía y contienen una cantidad incontable de vitaminas y micronutrientes de los que se beneficiarán la piel, el pelo y la salud en general. Y, ¡toma nota! cuanto más intenso es el color de la fruta, mayor será su valor nutricional.

➥ Prepara este smoothie con la proporción de frutos del bosque que se ajuste más a vuestras preferencias. ¿Y por qué no animaros a cultivar vuestras propias fresas? Esta planta no necesita cuidados excesivos y crecerá fácilmente en una jardinera en vuestra terraza o balcón. A los más pequeños les va a encantar coger con sus propias manos las fresas para el batido de la merienda.

Smoothie de cerezas con yogur y vainilla

¿Qué necesitas?

1 yogur

½ cucharada de vainilla

2 tazas de cerezas

½ cucharada de extracto de almendras

¿Cómo lo vas a preparar?

❖ Lava y deshuesa las cerezas. Retira las hojas o rabillos que puedan quedar.

❖ Pon en la batidora el yogur con la vainilla.

❖ Añade las cerezas deshuesadas y bátelo todo.

❖ A continuación, añade el extracto de almendras y vuelve a mezclar.

➡ Desde épocas antiguas es conocida la capacidad de las cerezas para depurar el organismo. La presencia de antioxidantes en estas pequeñas frutas les confiere propiedades para prevenir enfermedades cardiovasculares y degenerativas. Además también tienen beneficios sobre la vista y la piel. Aprovecha la temporada de cerezas para incorporar todas estas propiedades a vuestras meriendas.

➡ Puedes preparar una versión más refrescante de este batido añadiendo un poco de hielo picado al vaso de la batidora. También puedes lograrlo utilizando cerezas congeladas e incluso jugo de cerezas congelado. Cuando termine la temporada podrás seguir disfrutando de este smoothie dulce y nutritivo.

Mireille Louet

Smoothie de naranja, pomelo y arándanos

¿Qué necesitas?

1 yogur   1 naranja
1/2 pomelo rosa   1 taza de arándanos

¿Cómo lo vas a preparar?

❖ Pela y separa en gajos las naranjas y el pomelo. Asegúrate de que no haya ninguna semilla.

❖ Lava bien los arándanos y déjalos secar sobre un paño de cocina o papel absorbente.

❖ Vierte el yogur en el vaso de la batidora y añade las frutas.

❖ Bate hasta obtener una mezcla homogénea.

➡ Si preparas este smoothie con la naranja y el pomelo troceados, el resultado será más espeso. Si vais a tomarlo con una cañita, puedes exprimir estos cítricos y añadir su zumo al yogur batido con los arándanos.

➡ Puedes usar naranjas sanguinas en lugar de las naranjas convencionales para dar un toque de color especial a este smoothie. Las naranjas sanguinas también se conocen como naranjas rojas o de sangre. Su color rojo intenso es indicio de la presencia de unos pigmentos llamados antocianinas. Además, son muy jugosas.

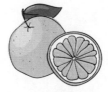

Smoothie de chirimoya, naranja y melón

¿Qué necesitas?

1 chirimoya   1 naranja
1 tajada de melón

¿Cómo lo vas a preparar?

❖ Pela y trocea la naranja.

❖ Exprímela para obtener el zumo.

❖ Trocea la tajada de melón, asegurándote de retirar todas las semillas.

❖ Parte la chirimoya por la mitad y retira con una cucharilla las semillas negras.

❖ Pon todos los ingredientes en el vaso de la batidora y bate hasta obtener una textura suave.

➡ La chirimoya es una fruta con forma de corazón originaria de los Andes peruanos. Su pulpa es dulce, contiene semillas y está cubierta de una piel verde. Es una fruta rica en vitaminas (A, del complejo B y C), además de minerales (potasio, calcio, magnesio, hierro y zinc). Los pediatras recomiendan ampliamente incluir chirimoya en los purés o zumos debido a su alto contenido nutricional.

➡ Este smoothie puede convertirse en una merienda para tomarla en un bol con cuchara si le añades un yogur o unas cucharadas de queso fresco batido.

Smoothie de albaricoque, ciruela y lima

¿Qué necesitas?

5 albaricoques   2 ciruelas
½ lima

¿Cómo lo vas a preparar?

❖ Lava bien los albaricoques y las ciruelas y deshuésalos
❖ Exprime la mitad de una lima.
❖ Pon en el vaso de la batidora el zumo de lima, las ciruelas
   y los albaricoques.
❖ Bate hasta obtener una mezcla homogénea.

➡ El albaricoque y la ciruela aportan consistencia a este smoothie, mientras que la lima le da un aporte de líquido. Estas frutas tienen un sabor bastante dulce, sobre todo si eliges algún tipo de ciruela menos ácido, por lo que probablemente no necesitarás endulzar el batido. Si además prefieres eliminar la acidez de la lima, puedes cambiarlo por zumo de uva, que dará un toque más dulce a tu batido.

➡ Elige entre ciruelas amarillas, moradas o verdes, más dulces o con un punto de acidez, según vuestros gustos y la temporada. Son todas deliciosas y saludables. Gracias a esta pequeña fruta, el batido contendrá una buena dosis de fibra, beneficiosa para el sistema digestivo, además de vitaminas C y K y potasio.

Smoothie de albaricoque, kiwi y pera

¿Qué necesitas?

1 yogur	2 albaricoques
2 kiwis	1 pera

¿Cómo lo vas a preparar?

❖ Lava bien los albaricoques y deshuésalos.

❖ Parte los albaricoques en trozos.

❖ Lava la pera y quítale el corazón y las semillas.

❖ Pela los kiwis y trocéalos.

❖ Añade el yogur a la batidora con la pera y los kiwis.

❖ Bátelo todo bien y añade después los albaricoques.

❖ Mezcla hasta obtener la textura deseada.

➥ El kiwi es una fruta de origen asiático con más propiedades de las que podríamos esperar por su aspecto exterior poco atractivo: contiene el doble de vitamina C que la naranja y el doble de vitamina E que el aguacate. Hay dos variedades de kiwi, verde y amarillo.

➥ En verano y otoño encontrarás fácilmente en las fruterías distintas clases de pera. Cada una tiene unas características que la diferencian: textura más granulosa o más firme, sabor más dulzón o más ácido... ¡Todas son un ingrediente ideal para tus smoothies! Prueba y varía.

Mireille Louet

Smoothie de zanahoria, piña y albaricoque

¿Qué necesitas?

3 albaricoques

2 zanahorias

1 rodaja de piña

¿Cómo lo vas a preparar?

❖ Parte la piña y quítale la piel. Retira también la parte central más dura de la piña.

❖ Pela la zanahoria o lávala bien y trocéala.

❖ Lava bien los albaricoques y deshuésalos. Pártelos en trozos.

❖ Bate todos los ingredientes hasta que la mezcla sea homogénea.

➡ Hay diversas variedades de piña: la piña española roja, la tropical cayenne lisse, la golden sweet y la baby Queen Victoria. Intenta encontrar la que más se adapta a tus gustos, ya que entre ellas existe una gama de dulzor y acidez que merece la pena descubrir.

➡ Los smoothies y batidos son una opción ideal cuando a los niños les cuesta tomar fruta o animarse a probar otros tipos de fruta. Además de incluirlos en el vaso de la batidora, puedes reservar una pequeña parte de los ingredientes cortada a dados para añadirlos al final.

Smoothie de zanahoria, brócoli y espinacas

¿Qué necesitas?

2 zanahoria   2 ramillete de brócoli

un puñado de hojas de espinacas

¿Cómo lo vas a preparar?

❖ Lava y trocea las espinacas.

❖ Pela la zanahoria y pártela a rodajas.

❖ Selecciona los tallos de brócoli por su tamaño y lávalos bien.

❖ Pon todos los ingredientes en el vaso de la batidora y bátelos hasta obtener una mezcla homogénea.

➡ ¡Toma nota! El brócoli tiene un contenido muy alto de hierro, un mineral esencial para combatir la anemia. Es mucho mejor tomarlo en crudo para conservar las vitaminas que contiene, de modo que es un ingrediente perfecto para batidos.

➡ Elige las espinacas que tengan las hojas firmes y de color verde intenso. Si te parece que limpiarlas es un poco latoso, actualmente en los supermercados pueden encontrarse también bolsas de espinacas frescas envasadas a punto para consumirlas.

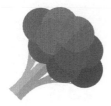

6. ¡A cenar y a dormir!

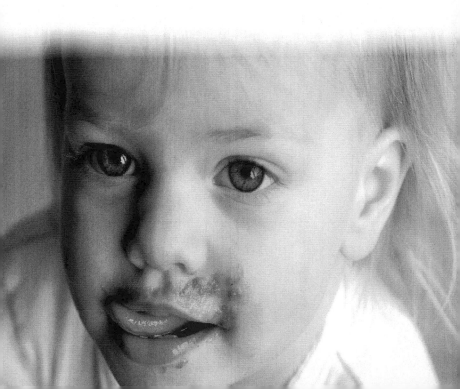

La última comida del día también tiene su importancia. Es la hora de reponer fuerzas sin sobrecargar el sistema digestivo para permitir un buen descanso. ¡Dormir bien es el primer paso para levantarse con energía!

Algunas de las recetas de este capítulo pueden servir como cena, complementándolas como te parezca adecuado según el tipo de alimentación que llevéis en casa. También pueden formar parte de un menú del mediodía, en forma de entrante o acompañando a un plato único.

Por otra parte, encontrarás un grupo de recetas que incorporan las infusiones como ingrediente líquido. Elige los preparados más relajantes para ayudar a los niños a relajarse y a preparar el sueño.

Mireille Louet

Smoothie de papaya, piña, sandía y plátano

¿Qué necesitas?

1 plátano   1 papaya
1 rodaja de piña   1 trozo de sandía

¿Cómo lo vas a preparar?

- ❖ Retira la piel o la cáscara de las frutas.
- ❖ Asegúrate de que no queden semillas de papaya, pepitas de sandía ni la parte más dura del centro de la piña.
- ❖ Trocea todos los ingredientes para que se trituren mejor.
- ❖ Pon las frutas en la batidora y bates hasta que adquiera una textura cremosa.

➡ Este smoothie puede servir de primer plato de la cena, y tomarlo como si fuera un gazpacho, con cuchara y algunos tropezones. ¿Y por qué no tomarlo como postre?

➡ Tanto la sandía como el melón son en un 90 % agua por lo que añaden líquido al smoothie sin apenas añadir azúcares ni calorías. Además, al tomarlos en batido y no licuados, sacas todo el provecho a la fibra de su pulpa.

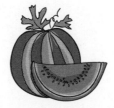

¡A cenar y a dormir!

Smoothie de albaricoque con leche

¿Qué necesitas?

6 albaricoques   un vaso de leche

una cucharada de azúcar

¿Cómo lo vas a preparar?

❖ Lava y deshuesa los albaricoques.

❖ Trocéalos y ponlos en el vaso de la batidora.

❖ Añade la leche y un poco de azúcar.

❖ Bate el conjunto hasta que quede una mezcla homogénea.

➡ Los albaricoques son una fruta dulce. De modo que puede ser conveniente reservar una parte del azúcar y añadir la cantidad que consideres apropiada después de haberlo probado el batido.

➡ Este sencillo batido puede ser una fantástica oportunidad para probar leches distintas a la de vaca, como la de arroz, almendra o soja. Tienen propiedades tan beneficiosas para tu salud que merecen una oportunidad. Acompáñalo con unos frutos secos troceados. ¡Delicioso!

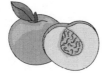

Smoothie de manzana, naranja y menta con yogur

¿Qué necesitas?

1 yogur

1 naranja

1 manzana

hojas de menta

¿Cómo lo vas a preparar?

❖ Pela la manzana y la naranja y trocéalas fijándote bien en no dejar ninguna semilla.

❖ Lavar bien las hojas de menta y empezar a triturarlas con un poco de naranja para asegurarte de que quedará todo bien mezclado.

❖ Bate el resto de ingredientes junto con la menta y la porción de naranja y las hojas de menta hasta obtener la textura deseada.

➡ En vez de triturar la menta fresca, puedes preparar una infusión de menta. Déjala enfriar antes de añadirla al batido. Resulta muy digestiva, de modo que ayudará a evitar molestias estomacales y la aparición de gases.

➡ La menta ayuda a conciliar el sueño. No olvides que es tan importante dormir bien como hacerlo un número de horas adecuado. Puedes combinarla o sustituirla por otras infusiones con propiedades relajantes: melisa, valeriana, manzanilla…

Smoothie de melón y pera con yogur

¿Qué necesitas?

1 yogur natural
1 pera

1 tajada de melón

¿Cómo lo vas a preparar?

❖ Pela la pera y quítale las semillas y el corazón.
❖ Quita la cáscara del melón y retira las semillas del interior.
❖ Pon las frutas troceadas en la batidora junto con el yogur.
❖ Incorpora este smoothie a tu recetario de sopas frías para toda la familia y preparadlo para la hora de la cena. Tiene un sabor muy suave y en verano resulta refrescante.

- -

➡ ¿Os gusta el toque de sabor singular que aporta el jengibre fresco? Corta y lava bien un trozo de raíz de jengibre e incorpóralo al batir los ingredientes, o bien rállalo sobre el smoothie antes de servirlo. Si es la primera vez que lo pruebas, es recomendable poner primero poca cantidad, ya que su sabor es muy intenso y siempre se está a tiempo de añadir un poco más de ralladura.

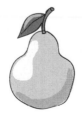

Mireille Louet

Smoothie de melocotón, mango y plátano con yogur

¿Qué necesitas?

1 yogur natural

1 melocotón

½ plátano

½ mango

¿Cómo lo vas a preparar?

❖ Pela, deshuesa y trocea el mago.

❖ Lava el melocotón para quitarle bien la pelusilla, o directamente pélalo. A continuación deshuésalo y trocéalo.

❖ Pela y trocea el plátano.

❖ Pon todos los ingredientes en el vaso de la batidora y bátelos bien.

➡ Seguramente no será necesario endulzar este smoothie, ya que el plátano, el melocotón y el mango son frutas bastante dulzonas. Si de todos modos quieres aportar un poco más de dulzor, anímate a probar algunas opciones más saludables que el azúcar blanco refinado, como el azúcar de caña, la stevia o la miel.

➡ Si te gusta que los smoothies tengan una textura espesa, utiliza un tipo de yogur más cremoso. También puedes lograrlo congelando las frutas troceadas.

Smoothie de plátano y manzana con menta y frutos secos

¿Qué necesitas?

1 plátano

unas hojas de menta

1 manzana Golden

frutos secos al gusto

¿Cómo lo vas a preparar?

❖ Pela y trocea el plátano.
❖ Lava y trocea la manzana, retira el corazón y todas las semillas.
❖ Lava y trocea las hojas de menta.
❖ Bate primero parte de la manzana y las hojas de menta. A continuación incorpora el resto de los ingredientes y así obtendrás una textura más homogénea.
❖ Antes de servir añade tus frutos secos favoritos picados.

➡ Además de servir para que el smoothie resulte más completo y atractivo, los frutos secos también aportan sus virtudes nutritivas. Prueba a añadir algunos frutos secos al vaso de la batidora para que su sabor quede integrado, como por ejemplo avellanas, almendras o anacardos.

➡ La manzana Golden es de las variedades más harinosas y dulces. ¿Te gusta más el sabor ácido? Puedes decantarte por una Fuji o una Pink Lady, que le añadirán un toque de acidez a tu smoothie.

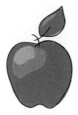

Mireille Louet

Smoothie de kiwi, papaya y mango con yogur

¿Qué necesitas?

1 yogur natura
1/2 papaya

2 kiwis
1/2 mango

¿Cómo lo vas a preparar?

❖ Pela las frutas. Quita el hueso al mango y las semillas la papaya.
❖ Trocea todas las frutas y ponlas en el vaso de la batidora.
❖ Añade el yogur a la batidora y asegúrate de que todos los ingredientes queden bien mezclados.

➡ ¿Una variación para este batido? Sustituye el yogur natural por un yogur de coco, que le dará un sabor más tropical y dulce. También cabe la posibilidad de cambiar el yogur por leche, la que más te guste, incluso leche de coco.

➡ Este smoothie puede convertirse en una cena completa si reservas un poco de mango y plátano troceados. Sirve el batido en un bol, añade la fruta troceada y copos de avena. Cambia la cañita por la cuchara y... ¡a disfrutar!

Smoothie de melón, manzana, yogur y miel con tisana

¿Qué necesitas?

½ yogur natural
1 vaso de tisana de manzanilla
Miel

1 tajada de melón
½ manzana

¿Cómo lo vas a preparar?

❖ Pon a calentar agua y cuando esté hirviendo, retira el agua del fuego y añade una bolsita de infusión de manzanilla. Déjala reposar unos minutos para que infusione y retírala.

❖ Pela el melón y retira todas las semillas. Haz lo mismo con la manzana, retirando el corazón.

❖ Pon los ingredientes en la batidora y bátelos para que se mezclen bien.

➡ Puedes cambiar la tisana de manzanilla por la de jengibre. Es muy sencilla de preparar: necesitas aproximadamente 10 gramos de jengibre fresco por taza. Simplemente corta esta porción de raíz en rodajas y haz lo mismo que con cualquier otra infusión, dejándola reposar unos 8 minutos.

➡ También puedes rallar un poco de jengibre o extraer su jugo y añadirlo a tu smoothie con la cantidad correspondiente de agua. Pero ten cuidado con las cantidades de jengibre, porque su sabor es muy intenso. Vale más ser precavido y añadir más cantidad si es un sabor que os gusta.

Mireille Louet

Smoothie de plátano, pepino, manzana y limón

¿Qué necesitas?

1 plátano   1 pepino
1 manzana   ½ limón

¿Cómo lo vas a preparar?

❖ Pela y trocea el plátano, la manzana y el limón, sin olvidarte de retirar el corazón con las semillas de la manzana y las semillas del limón.
❖ Pela el pepino, o si lo prefieres lava bien la piel, y trocéalo.
❖ Pon los ingredientes en la batidora y bate hasta que queden bien mezclados.

➥ ¿Este smoothie es demasiado espeso para los gustos de los pequeños de la familia? Añádele un poco de agua. ¿Por el contrario, les gustan más los smoothies cremosos? Entonces añádele unas cucharadas de yogur o de queso fresco batido.

➥ Con un 97 % de agua el pepino aporta mucha agua al smoothie y le aporta un buen número de propiedades diuréticas, depurativas y remineralizantes además de su acción antioxidante y antiinflamatoria.

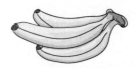

Smoothie de tomate, remolacha, sandía y paraguayo

¿Qué necesitas?

1 tomate maduro

¼ de remolacha

1 paraguayo

1 trozo de sandía

¿Cómo lo vas a preparar?

❖ Lava el tomate y trocéalo. Quítale las semillas.

❖ Haz lo mismo con el paraguayo y deshuésalo.

❖ Pela y trocea la remolacha.

❖ Retira la piel y las pepitas de la sandía.

❖ Pon los ingredientes en la batidora y bátelos hasta que la textura sea cremosa.

➡ Este batido tiene un color tan intenso como su sabor, y sus ingredientes son tan variados como las vitaminas y minerales que aportan. Anímate a variar añadiendo o sustituyendo algún ingrediente en función de la temporada, de lo que tengas a mano en la despensa o de vuestras preferencias.

➡ Si no tienes a mano un paraguayo, no te preocupes, un melocotón te sacará del paso. Pero ten en cuenta que si escoges un melocotón de agua el smoothie será más líquido. Con albaricoques o melocotones de viña prepararás un batido más cremoso.

Smoothie de plátano, naranja, mango, manzana y lechuga con semillas de chía

¿Qué necesitas?

1 plátano

½ mango

unas hojas de lechuga romana

½ naranja

½ manzana

1 cucharada de semillas de chía

¿Cómo lo vas a preparar?

❖ Pica el hielo en la batidora.

❖ Pela y trocea el mango, la naranja y el plátano.

❖ Lava y retira el corazón de la manzana, y a continuación trocéalo.

❖ Lava bien la lechuga romana y córtala a trozos pequeños.

❖ Coloca los ingredientes en la batidora con el hielo y bátelos bien.

❖ Sírvelo en un vaso y añade unas cuantas semillas de chía.

➥ Este batido fresco y completo mejora aún más al añadirle unas semillas de chía. Estas semillas con sabor a nuez no tienen gluten, son saludables y contienen omega 3. Además, ayudan a controlar el apetito, ya que son saciantes.

➥ El mango es la fruta tropical más conocida después del plátano. Posee un alto valor energético, además de un destacado contenido de potasio, y tiene efectos diuréticos y laxantes. ¡Toma nota! Cuanto más maduro es el fruto, más aumentan sus cualidades.

Smoothie de tomate, pimiento rojo, cebolla y cerezas

¿Qué necesitas?

2 tomates

¼ de cebolla

aceite, vinagre y sal al gusto

¼ de pimiento rojo

1 taza de cerezas

¿Cómo lo vas a preparar?

❖ Lava bien y trocea el tomate y el pimiento rojo.

❖ Lava también las cerezas y deshuésalas.

❖ Pela la cebolla y córtala a trozos pequeños.

❖ Pon todos los ingredientes en la batidora y bate bien.

❖ Aliña el batido con aceite, vinagre y sal, a vuestro gusto.

➡ Este nutritivo smoothie es parecido al gazpacho. Es ideal como sopa fría para la cena. Gracias al toque de color que le aportan las cerezas, resulta tan atractivo como delicioso. Si os gusta el ajo, puedes añadirle un poco. Al servirlo, añade un poco de aceite de oliva.

➡ Al preparar este smoothie es ideal añadir un poco de hielo para darle la cremosidad del gazpacho. En los días más calurosos se agradece este toque extra de frescor.

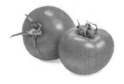

Mireille Louet

Smoothie de tomate, pimiento verde, cebolla y sandía

¿Qué necesitas?

2 tomates

¼ de cebolla

aceite, vinagre y sal al gusto

¼ de pimiento verde

1 trozo de sandía

¿Cómo lo vas a preparar?

❖ Lava bien y trocea el tomate y el pimiento rojo.

❖ Retira la piel y las semillas de la sandía y trocéala.

❖ Pela la cebolla y córtala a trozos pequeños.

❖ Pon todos los ingredientes en la batidora y bate bien.

❖ Aliña el batido con aceite, vinagre y sal, a vuestro gusto.

━━━━━━━━━━━━━━━━━━━━━━━━━━━━━━━━━━━━━

➡ Este smoothie es una variedad del gazpacho, pero tiene la frescura que le aporta la sandía, lo que lo hace ideal para verano. Es más sabroso si se prepara unas horas antes de la cena, por la mañana a ser posible, y se deja que repose en el frigorífico. Cuando vayas a servirlo no te olvides de mezclarlo bien, ya que la pulpa se irá al fondo del recipiente.

➡ Puedes, incluso, añadir un cubito de hielo o dos al servirlo y será una cena refrescante e hidratante, que ayudará a pasar el calor de los peores días de verano. En vez de cubitos de agua, puedes tener cubitos de este batido en el congelador. Así no perderá la intensidad del sabor.

━━━━━━━━━━━━━━━━━━━━━━━━━━━━━━━━━━━━━

Smoothie de tomate, pimiento verde, cebolla, ajo y melón

¿Qué necesitas?

2 tomates

½ cebolla

2 tajadas de melón

½ pimiento verde

¼ diente de ajo

Aceite, vinagre y sal al gusto

¿Cómo lo vas a preparar?

❖ Lava bien y trocea el tomate y el pimiento verde.

❖ Pela y retira las semillas del melón y después trocéalo.

❖ Pela la cebolla y el ajo y córtalos en trozos pequeños.

❖ Pon todos los ingredientes en la batidora y bate bien.

➥ Si tienes algún trozo de pan del día anterior no dudes en añadírselo a este smoothie para darle consistencia. Pero no te pases o perderá sabor y textura y se volverá demasiado espeso para disfrutarlo. Otra opción es añadirle media manzana Golden. Así obtendrás la misma textura sin los hidratos de carbono del pan y con las vitaminas de la manzana.

➥ ¿Quieres un plato más completo para la cena? Sirve este smoothie en un bol y añádele unas tiras de jamón serrano para darle un toque salado. ¡Parecido al clásico jamón con melón, pero en smoothie!

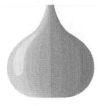

Smoothie de tomate, pepino y granada

¿Qué necesitas?

2 tomates   ½ pepino
1 trocito de pan   ½ granada

¿Cómo lo vas a preparar?

❖ Lava bien y trocea el tomate. Quítale las semillas.
❖ Lava y corta el pepino. Aunque si lo prefieres puedes pelarlo.
❖ Desgrana la granada intentando quitar toda la parte amarilla que une los granos para evitar su sabor amargo.
❖ Pon todos los ingredientes en la batidora y bate bien.

➠ Además de un un alto contenido en antioxidantes, la granada aporta vistosidad y dulzura a este batido. Saludable, delicioso y apetitoso, ¿qué más se puede pedir?

➠ Para que el pan quede bien triturado, puedes remojarlo previamente con agua, vinagre o incluso con el zumo que extraigas de otro pepino. Puedes usar pan seco que haya quedado de días anteriores, y de paso le sacas provecho y evitas tener que tirarlo a la basura.

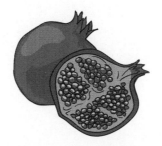

Smoothie de manzana y plátano con infusión de manzanilla y valeriana

¿Qué necesitas?

½ plátano

1 taza de infusión de manzanilla y
valeriana

1 manzana

¿Cómo lo vas a preparar?

❖ Prepara la infusión de manzanilla y valeriana. Si os gusta
   más el sabor de una de las dos plantas, varía la proporción
   entre ellas a tu gusto.
❖ Lava la manzana y retira el corazón, elimina las semillas y a
   continuación trocéala.
❖ Pela y trocea el plátano.
❖ Bate bien los ingredientes y añade miel u otro edulcorante
   si lo consideras necesario.

➡ La valeriana es una planta de conocidos efectos tranquilizantes.
Combina muy bien con la manzanilla y las frutas de este batido. Si lo
prefieres puedes comprarla en forma de aceite esencial y añadir un par
de gotas al smoothie en vez de prepararla como infusión.

➡ Si tienes jengibre fresco ralla un poco y añádelo; pero con moderación, o su aroma puede resultar demasiado fuerte para los pequeños e
incluso para los mayores.

Smoothie de melón, mango y albaricoque con infusión de caléndula

¿Qué necesitas?

2 albaricoques

½ mango

1 tajada de melón

½ taza de infusión de caléndula

¿Cómo lo vas a preparar?

❖ Lava y deshuesa los albaricoques. Trocéalos.

❖ Retira la piel y las semillas del melón y trocéalo.

❖ Prepara la tisana de caléndula.

❖ Coloca todos los ingredientes en la batidora, tisana incluida, y bátelos bien.

➡ La caléndula es una planta con numerosas propiedades beneficiosas para la piel: cicatrizante, calmante, antiséptica, antiinflamatoria, antifúngica... Pero también es digestiva.

➡ Si no tienes albaricoques o no es temporada, puedes sustituirlos por melocotón o incluso por albaricoques secos. No dejes de preparar un smoothie que crees que os puede gustar porque te falte algún ingrediente. Anímate a variar las propuestas en función de los frutos de temporada. ¡Seguro que acabas descubriendo más de un smoothie delicioso!

Smoothie de mango, pera, kiwi y hierbabuena

¿Qué necesitas?

½ mango

1 pera

1 kiwi

Unas hojas de hierbabuena

¿Cómo lo vas a preparar?

❖ Pela el mango y el kiwi. Deshuesa el mango y trocea ambas frutas.

❖ Lava y retira el corazón con las semillas de la pera y, a continuación trocéala.

❖ Pon los ingredientes en la batidora y bate hasta que quede todo bien mezclado.

➡ Si quieres añadir un lácteo a la cena de los pequeños de la casa, añade un yogur griego a esta receta. Obtendrás un smoothie para tomar con cuchara. Reserva unos dados de pera, kiwi y mango para que resulte más atractivo.

➡ La pera da un toque de contraste con la acidez del kiwi, pero si te gusta ese sabor puedes aumentar la cantidad de kiwi, cambiar la variedad de pera a una que sea más ácida o, ¿por qué no?, añadir unas gotas de zumo de limón.

Mireille Louet

Smoothie de tomate, apio y berros

¿Qué necesitas?

2 tomates   ½ tallo de apio
una taza de berros

¿Cómo lo vas a preparar?

❖ Lava y trocea los tomates y retírales las semillas.
❖ Lava bien el manojo de berros.
❖ Limpia el tallo de apio y retira las fibras si son demasiado
   gruesas.
❖ Pon todos los ingredientes y bate hasta asegurarte de que
   están bien mezclados.

➡ Aunque parezcan unas simples hojas, los berros aportan un buen número de vitaminas y minerales, y además tienen propiedades digestivas y antioxidantes. Apenas aportan calorías, pero dan un toque ligeramente picante a tus smoothies.

➡ El apio aportará bastante líquido a este smoothie. Si te parece que el resultado es demasiado líquido, añade cucharadas de yogur o de queso fresco batido o incluso un poco de hielo.

Smoothie de tomate, espinacas y zanahoria

¿Qué necesitas?

2 tomates

1 taza de espinacas

1 zanahoria

¿Cómo lo vas a preparar?

❖ Lava los tomates, trocéalos y retira las semillas.

❖ Pela, o lava bien, y trocea la zanahoria.

❖ Lava las espinacas vigilando que no quede arena entre las hojas y trocéalas un poco para facilitar que se trituren.

❖ Bate bien los ingredientes. Para asegurar que las espinacas queden bien batidas, puedes empezar a triturarlas con parte del tomate. Cuando ya estén bien trituradas, añade el resto de ingredientes.

➡ ¿No tienes espinacas en el frigorífico o te apetece variar un poco? Prueba esta receta sustituyendo las espinacas por berros, canónigos o incluso acelgas. Cada uno de ellos dará un toque distinto al smoothie. Anima a los más pequeños a probarlos y descubrir cuál es su favorito.

➡ Si compras las espinacas en el supermercado no tendrás que preocuparte de que estén bien limpias. Pero, ¿qué te parece si te animas a empezar un huertecito casero? ¡Las espinacas apenas requieren cuidados y será una actividad divertida para tus hijos!

Smoothie de zanahoria, espinacas y aguacate

¿Qué necesitas?

½ aguacate   2 zanahorias
1 taza de hojas de espinacas

¿Cómo lo vas a preparar?

❖ Pela y trocea la mitad del aguacate que vayas a usar.
❖ Lava y trocea las zanahorias y las hojas de espinacas.
❖ Bate bien los ingredientes hasta que tenga una textura cremosa.

➡ ¿El smoothie ha quedado demasiado denso debido a la textura del aguacate? Añade media taza de té verde en la batidora. Además de aportar líquido a este batido, lo enriquecerás con los beneficios saludables del té verde.

➡ ¿Quieres buscar la manera de sacar partido a un smoothie denso? Corta unas tiras de zanahoria y apio para mojarlos en el batido, quizá también junto a algunos bastoncillos de pan. ¡Una buena opción para la cena!

Smoothie de zanahoria, aguacate, pepino y lechuga

¿Qué necesitas?

½ aguacate

unas hojas de lechuga

2 zanahorias

½ pepino

¿Cómo lo vas a preparar?

❖ Pela el aguacate, retira el hueso y trocéalo.
❖ Lava las zanahorias, o pélalas, y trocéalas.
❖ Lava bien la lechuga, asegurándote de que no quede tierra entre las hojas.
❖ Lava y trocea el pepino. Si lo prefieres, puedes pelarlo, aunque así no aprovecharías parte de sus propiedades.
❖ Bate bien todos los ingredientes en la batidora hasta obtener una textura cremosa.

➡ Si la textura del batido te parece demasiado espesa, puedes añadir un par de hojas más de lechuga. Especialmente la de variedad romana o larga contiene mucha agua y aportará más líquido al smoothie. También podrías reducir las proporciones de aguacate y aumentar las de pepino.

➡ La lechuga es un buen ingrediente para iniciarse en los smoothies más verdes. Tiene un sabor suave y aporta bastante líquido. Aprovecha las hojas exteriores para preparar un batido y reserva el cogollo para una ensalada. Además, está especialmente indicada por las noches, ya que ayuda a conciliar el sueño.

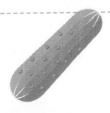

Smoothie de caqui, naranja y canela

¿Qué necesitas?

½ caqui   2 naranjas

1 rama de canela

¿Cómo lo vas a preparar?

❖ Pela y trocea el caqui.

❖ Pela y trocea las naranjas.

❖ Pon las naranjas y el caqui en la batidora y bate bien.

❖ Una vez batidos, viértelo en un vaso y añade la rama de canela.

➡ El caqui es una fruta tropical de color amarillo, anaranjado o púrpura y sabor muy dulce. Las tres especies de caqui más consumidas tienen su origen en China, Japón y Estados Unidos. La composición del caqui depende de la variedad. En todos los casos, el principal componente es el agua. Entre los minerales destaca su alto contenido en potasio. Posee también calcio, fósforo, hierro y sodio. No te costará encontrarlo en las fruterías en otoño.

➡ Si te gusta mucho el sabor de la canela puedes optar por añadir medio vaso de té de canela a este batido. Solo tienes que dejar hervir 5 minutos agua con unas ramitas de canela y dejar que repose 15 minutos después.

---

7. Smoothies refrescantes

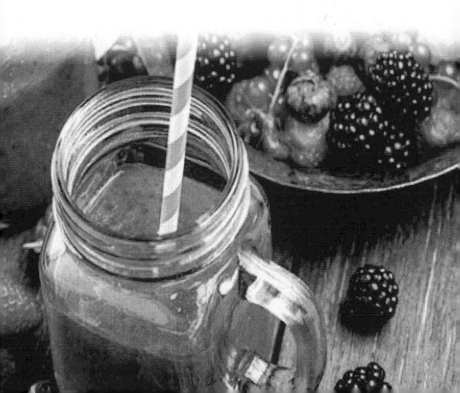

En los días de más calor, los smoothies son una recarga de vitaminas y salud, ayudan a reponer líquidos mientras disfrutas de un delicioso refresco. Tú eliges el momento: a media mañana en la piscina, para merendar tras una excursión o un paseo, como tentempié en la playa…

Algunas de las recetas de este capítulo son refrescantes debido a los ingredientes utilizados, entre los cuales no faltan los helados ni las frutas y hortalizas tan características del verano como la sandía o el melón. En otras ocasiones, las recetas incorporan hielo, que no tiene por qué ser agua congelada. Una buena opción consiste en preparar previamente zumo de naranja o de otras frutas y congelarlo en una cubitera, así no rebajarás el sabor de tus smoothies.

Smoothie de sandía, limón y menta con leche y yogur

¿Qué necesitas?

1 yogur
2 trozos de sandía
unas hojas de menta

½ vaso de leche
el zumo de ¼ de limón
hielo

¿Cómo lo vas a preparar?

❖ Quita la piel y las pepitas de la sandía.
❖ Pica las hojas de menta.
❖ Exprime medio limón y reserva la mitad del zumo.
❖ Pon en el vaso de la batidora la leche, el zumo y el yogur. Añade las hojas de menta picadas, la sandía troceada y el hielo.
❖ Mézclalo todo hasta obtener la textura deseada.

➡ La sandía es una de las frutas veraniegas por excelencia y de las que más gustan a los niños. ¿Por qué no tomarla también en forma de smoothie con hielo para que resulte de lo más refrescante?

➡ Prepara este smoothie y guárdalo en un termo o en un recipiente que conserve bien el frío. Así lo podrás tomar en el momento del día que te parezca más adecuado o llevártelo para disfrutarlo en la playa, en la piscina o en el parque.

Smoothie de plátano, mango, pomelo y manzana

¿Qué necesitas?

1 plátano
1 pomelo

1 mango
6 cubitos de zumo de manzana

¿Cómo lo vas a preparar?

❖ Pela y trocea el mango y el plátano.
❖ Parte el pomelo y exprímelo.
❖ Pon en la batidora el mango, el plátano y los cubitos de zumo de manzana.
❖ Mézclalo hasta obtener la textura deseada.
❖ Añade al final el zumo de pomelo poco a poco y remueve para mezclarlo todo.

➡ Puedes dar un toque especial a este smoothie con un poco de ralladura de jengibre. Le añadirás sabor y aumentarás la lista de beneficios. También puedes añadir un poco de hielo picado para que resulte aún más veraniego. ¡A tu salud!

➡ El plátano tiene un alto contenido de azúcar natural, regula el pH del organismo y es de fácil digestión. Además de su larga lista de propiedades beneficiosas, es una fruta ideal para niños en época de crecimiento.

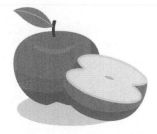

Smoothie de piña, melocotón, melón y fresas con leche de soja

¿Qué necesitas?

1 vaso de leche de soja
2 rodajas de melón
helado de fresa natural

1 melocotón
1 rodaja de piña

¿Cómo lo vas a preparar?

❖ Corta el melón y asegúrate de quitar todas las pepitas.
❖ Quita la cáscara de la piña. Si la parte central es muy dura, deséchala.
❖ Lava las fresas y retira sus hojas.
❖ Lava el melocotón y trocéalo.
❖ Pon la leche de soja con la piña y las fresas en la batidora y bátelo bien.
❖ Añade después el melón y el melocotón.
❖ Bate hasta que la mezcla sea homogénea.

➡ Este batido aporta una gran dosis de proteínas y minerales, y está indicado especialmente para quienes tengan el estómago delicado. La leche de soja es ligera y fácil de digerir y el melocotón es un muy buen aliado, ya que es poco pesado y combate el estreñimiento con sus propiedades laxantes.

➡ Al no contener lactosa, las leches vegetales son ideales para personas con intolerancia, digestión lenta, estreñimiento o niveles de colesterol elevados. La más conocida es seguramente la leche de soja. Pero si no os acaba de convencer su dulce o queréis probar otras opciones, podéis probar la leche de almendras, la de avena o de arroz.

Smoothie de plátano, melón, lima y uva

¿Qué necesitas?

1 plátano   ½ melón
½ lima   1 taza de uvas

¿Cómo lo vas a preparar?

❖ Pela y trocea el plátano.
❖ Corta el melón, quítale la cáscara y las semillas.
❖ Lava las uvas y quítales las pepitas.
❖ Pela la lima y pártela.
❖ Pon todos los ingredientes en la batidora y mézclalos hasta
   obtener una textura cremosa.

➡ Las uvas tonifican el sistema nervioso y son una buena ayuda en las épocas de más cansancio. Entre los distintos tipos de uva, para este batido hemos elegido la uva blanca. Al final del verano llega la temporada de la variedad de uva moscatel, dulce y deliciosa.

➡ Los cítricos como la lima, el limón y el pomelo, son frutas diuréticas y desintoxicantes, apenas tienen azúcares, estimulan el sistema inmunológico y son un buen reconstituyente.

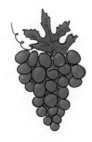

Smoothie de naranja, mango y plátano con agua de coco

¿Qué necesitas?

1 plátano

2 naranjas

½ mango

1 vaso de agua de coco

¿Cómo lo vas a preparar?

❖ Parte las naranjas por la mitad y exprímelas.

❖ Pela el mango y el plátano y trocéalos.

❖ Bate primero el plátano con el mango y añade el agua de coco.

❖ Añade después el zumo de naranja y bate hasta que la mezcla sea homogénea.

➡ Si no tienes a mano un exprimidor o no te quedan naranjas frescas, puedes optar por utilizar zumo de naranja envasado. Intenta que sea lo más natural posible para aprovechar mejor los beneficios de esta fruta. O sustituye las naranjas por mandarinas e incluso por un pomelo, si os gustan los sabores más ácidos.

➡ El smoothie resultará más refrescante si utilizas trozos de mango congelados. También puedes congelar el zumo de naranja en una cubitera. Estos ingredientes helados aportarán también una textura más espesa al batido.

Smoothie de plátano, mandarina, lima y miel

¿Qué necesitas?

1 plátano

1 lima

4 mandarinas

2 cucharadita de miel

¿Cómo lo vas a preparar?

❖ Pela y parte el plátano y la lima.

❖ Pela las mandarinas y comprueba que no tengan semillas.

❖ Pon el plátano, las mandarinas y la lima en la batidora.

❖ Añade la miel.

❖ Bátelo todo hasta que quede bien mezclado.

➡ Si nos preguntamos por alimentos ricos en vitamina C, enseguida pensamos en los cítricos: naranjas, limones, limas, mandarinas... Merece la pena no recurrir a ellos únicamente en época de resfriados, ya que son una buena fuente de fibra y ayudan a la absorción de hierro.

➡ ¿Os gusta especialmente algún ingrediente para los batidos refrescante y no es fácil encontrarlo en verano? Aprovecha el momento en que están más presentes en los mercados, y a mejor precio, y prepara bolsitas con trozos de fruta para congelarlas. ¡Los tendrás a mano todo el año!

Smoothie de sandía, ciruela, naranja y limón

¿Qué necesitas?

1 tajada de sandía

1 naranja

4 cubitos de hielo

2 ciruelas amarillas

¼ de limón

¿Cómo lo vas a preparar?

❖ Pela la naranja y córtalos a trozos.

❖ Pela el limón y reserva un cuarto. Asegúrate de que no queda parte de la piel blanca.

❖ Quita la cáscara y las semillas de la sandía y trocéala.

❖ Lava las ciruelas y quítales el hueso.

❖ Pica el hielo con ayuda de la batidora y añádele a continuación los demás ingredientes.

❖ Bate para que quede todo bien mezclado

➡ ¿Hay alguna otra fruta más asociada al verano que la sandía? Por su sabor dulce y su textura, es una de las preferidas de los más pequeños. SI la incorporas a sus batidos, les aportarás una gran cantidad de líquido sin apenas sumarles azúcares ni calorías. Es una opción ideal para evitar la deshidratación.

➡ Al hablar de ciruelas podemos hacer cierto el dicho "Para gustos, colores". Hay ciruelas amarillas, moradas, verdes, rojas… Su dulzor es un contrapunto ideal para la acidez de los cítricos de este smoothie. Además, aportan fibra, vitaminas, minerales y antoxidantes.

Smoothie de melón, sandía, mango y limón con yogur y miel

¿Qué necesitas?

1 yogur

1 tajada de melón

¼ de limón

1 tajada de sandía

½ mango

1 cucharadita de miel

¿Cómo lo vas a preparar?

❖ Quita la cáscara y las semillas del melón y trocéalo.

❖ Haz lo mismo con la sandía.

❖ Pela y trocea el mango y el limón.

❖ Vierte en la batidora el yogur junto con el melón y el mango.

❖ Bate y añade la sandía, el limón y la miel.

❖ Mézclalo todo hasta obtener la textura deseada.

➡ El melón y la sandía son dos frutas veraniegas muy refrescantes. Por eso este smoothie es ideal para tomarlo en cuanto empieza el calor. Puede ser un buen postre tras una comida ligera al aire libre o una merienda para reponer líquidos y energía.

➡ Si el calor aprieta de verdad, puedes variar ligeramente la receta de este delicioso smoothie y añadirle un poco de hielo y unas hojas de menta. Le darás un extra de frescor que agradecerá toda la familia.

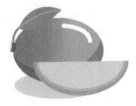

Smoothie de melón, plátano y naranja con helado de yogur

¿Qué necesitas?

1 yogur helado
1/2 plátano

2 tajadas de melón
1 naranja

¿Cómo lo vas a preparar?

❖ Quita la cáscara y las semillas del melón y trocéalo.
❖ Pela y corta el plátano.
❖ Exprime la naranja.
❖ Coloca todos los ingredientes en la batidora junto con el yogur helado.
❖ Bátelo bien hasta que quede una mezcla homogénea.

➡ El resultado de este smoothie será más refrescante si guardas las frutas en la nevera. Si lo quieres aún más frío, prepara cubitos de naranja. Exprime varias naranjas y llena una cubitera con el zumo. También puedes hacerlo con licuado de melón. Tendrás siempre a mano un toque de frescor vitaminado para tus batidos veraniegos.

➡ El yogur helado es muy sencillo de preparar en casa, incluso si no tienes una heladera. Basta con poner varios yogures, un poco de miel y remover hasta obtener una crema homogénea. Lo viertes en una bandeja y lo llevas al congelador. Cada cierto tiempo, sacas la bandeja y remueves la mezcla.

Smoothie de helado de leche merengada con kiwi, pera y manzana

¿Qué necesitas?

helado de leche merengada
½ pera

1 kiwi
½ manzana

¿Cómo lo vas a preparar?

❖ Pela y trocea al kiwi.
❖ Lava cuidadosamente la pera y la manzana si las vas utilizar con piel. Quita las semillas y trocéalas.
❖ Coloca en el vaso de la batidora las frutas y la leche merengada.
❖ Bate todos los ingredientes hasta que la mezcla sea homogénea.

➡ La leche merengada es tan deliciosa como sencilla de elaborar. Pon a hervir en un cazo 1 litro de leche con 150 gramos de azúcar, la piel de un limón y una rama de canela. Déjala enfriar y cuélala. Bate tres claras de huevo a punto de nieve con un poco de azúcar y añade este merengue a la leche, aunque también quedará rica sin las claras. Ponlo un par de horas en el congelador antes de tomarlo.

➡ Antes de tomar el smoothie, espolvorea un poco de canela en polvo sobre el vaso. Le darás el toque de sabor tan característico de la tradicional leche merengada.

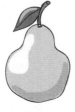

Smoothie de helado de vainilla con miel

¿Qué necesitas?

2 bolas de helado de vainilla   ½ vaso de leche
2 cucharaditas de miel

¿Cómo lo vas a preparar?

❖ Coloca en la batidora las bolas de helado de vainilla, vierte después el vaso de leche y la miel.

❖ Bátelo bien y comprueba si la textura y el punto de dulzor están a tu gusto.

➡ Este smoothie es muy sencillo, pero también hay momentos en los que conviene preparar algo rápido y sin complicaciones. Incluso es interesante utilizarlo como "receta base". Puedes añadirle trocitos de vuestras frutas favoritas o incluso de frutos secos para darle un toque distinto cada vez.

➡ Si añades a tu smoothie un helado de buena calidad, lo enriquecerás con un ingrediente apetitoso y nutritivo. Hazte con una pequeña heladera y atrévete a preparar tus propios helados caseros de nata, vainilla o limón, que combinan a la perfección con distintas frutas.

Smoothie de cerezas, fresas y pera con yogur

¿Qué necesitas?

1 yogur

1 taza de fresas

4 cubitos de hielo

1 taza de cerezas

1 pera

¿Cómo lo vas a preparar?

❖ Limpia las cerezas y quítales el rabo y el hueso.

❖ Lava las fresas y quítales las hojas.

❖ Pela la pera y trocéala, asegurándote de que no queden semillas.

❖ Pon el yogur con las frutas en la batidora.

❖ Añade el hielo y pícalo.

❖ Bátelo todo hasta obtener la textura a tu gusto.

➡ Para este smoothie puedes utilizar helado casero de fresas o bien yogur helado. Otra posibilidad es preparar licuados de fresas cuando estén en plena temporada y guardarlo en forma de cubitos.

➡ La pera contrasta con el sabor más ácido de las cerezas y las fresas. Elige la variedad de pera que más os guste o que sea de temporada. Ten en cuenta que según la textura de cada tipo, el resultado será un batido con una cremosidad distinta.

Smoothie de helado de vainilla con galletas de chocolate

¿Qué necesitas?

2 bolas de helado de vainilla

6 galletas de chocolate

1 cucharada de cacao

¿Cómo lo vas a preparar?

❖ Parte en trocitos las galletas de chocolate.

❖ Coloca en la batidora el helado, media cucharada de cacao y las galletas.

❖ Bátelo bien hasta que obtengas una mezcla homogénea.

❖ Sírvelo y espolvorea el resto cacao por encima antes de tomarlo.

➡ A casi todos los niños les encantan los helados. Con este smoothie podrá tomarlo de una manera distinta. Puedes hacerlo más o menos espeso para tomarlo en vaso con una cañita o bien en bol con una cuchara.

➡ Si quieres reducir la cantidad de chocolate, elige galletas de coco, integrales, de naranja... ¡Cualquier idea es buena! Incluso si te animas, ¡podéis preparar vosotros mismos las galletas!

Smoothie de plátano con helado de chocolate

¿Qué necesitas?

2 plátanos maduros

½ vaso de leche

2 bolas de helado de chocolate

¿Cómo lo vas a preparar?

❖ Pela y trocea los plátanos.

❖ Pon en la batidora el plátano, la leche y el helado.

❖ Bate bien los ingredientes hasta que la mezcla sea homogénea.

➡ Esta receta es ideal para aprovechar un par de plátanos que han quedado en el frutero. Así los más pequeños de la casa se acostumbrarán a sacar partido de los alimentos y a evitar que la comida se eche a perder.

➡ Si la combinación de plátano y chocolate no os acaba de convencer, puedes reemplazar esta variedad de helado por otra de sabor más neutro: nata, vainilla... De todos modos, en las heladerías artesanales cada vez se encuentran más sabores. Seguro que encontráis alguno que encaje bien con vuestros gustos.

Smoothie de granizado de melocotón

¿Qué necesitas?

1 yogur

2 melocotones

10 cubitos de hielo

¿Cómo lo vas a preparar?

❖ Lava y trocea los melocotones.
❖ Pica el hielo con la batidora.
❖ Añade después el yogur y los melocotones.
❖ Bate hasta que la mezcla sea homogénea.

➡ El yogur es un alimento muy recomendable. Ayuda a estabilizar la flora intestinal y los microorganismos del sistema digestivo. Facilita la asimilación de nutrientes, combate las diarreas y el estreñimiento, disminuye el colesterol y reduce los efectos negativos de los antibióticos. Y no olvides que contiene calcio, magnesio y fósforo, los minerales indispensables para mantener sanos los huesos.

➡ En este smoothie puedes sustituir el melocotón por otra fruta de sabor más o menos similar, como los paraguayos, las nectarinas o los albaricoques. O también puedes variar más la receta y utilizar una fruta completamente distinta.

Smoothie de helado de vainilla y coco con especias

¿Qué necesitas?

helado de vainilla

1/2 vaso de leche de coco

azúcar

canela

1/2 vaso de leche

1 cucharada de coco rallado

clavo molido

hielo picado

¿Cómo lo vas a preparar?

❖ Pon el helado y la leche en el vaso de la batidora.

❖ Añade el coco rallado y el azúcar.

❖ Mézclalo bien.

❖ Añade el clavo y el hielo.

❖ Bate hasta que obtengas la textura deseada.

➡ El clavo y la canela, como el resto de especies, son habituales en la cocina, pero probablemente para aderezar platos y no tanto para condimentar batidos. Puedes utilizarlos para dar un toque de sabor y de personalidad a tus smoothies, pero con cuidado de no excederte para que no tapen el sabor de los demás ingredientes.

➡ Puedes reservar parte del coco rallado para espolvorearlo sobre el batido ya servido en los vasos. O incluso prepararlo con una textura més espesa y servirlo en un bol con algunos trozos de coco natural. ¡Un smoothie ideal para los superfans del coco!

Mireille Louet

Bibliografía

Algunos libros que recopilan batidos y argumentan sus beneficios

Argenta, Catherine. *1001 zumos y batidos* .Redbook ediciones.

Boutenko, Victoria. *Smoothie. La revolución verde.* Gaia.

Calbom, Cherie. *El gran libro de jugos y batidos verdes.* Casa Creación.

Folch, Montserrat. *Frutoterapia: descubre los beneficiós de la fruta.* Paidós

Miles, Kristine. *La biblia de los licuados verdes.* Grijalbo

Louet, Mireille. *Smoothies.* Redbook ediciones.

Owe, Sarah. *100 zumos apra cuidar tu salud.* Grijalbo

Piriz, Leire. *Smoothies verdes.* Zenith

Zapalana, Carla. *Batidos verdes: smoothies, zumos, leches vegetales y snacks con pulpa.* Urano.

VV.AA. *Smoothies. La solución antioxidante, 66 recetas caseras.* Lunwerg

Páginas web y blogs sobre zumos verdes y nutrición, y sobre alimentación infantil

www.batidosverdesyzumos.com, de Marta y Roberto
http://comelimpio.carlazaplana.com, de Carla Zaplana
www.begreenchica.com, de Eva Bargues
www.lalakitchen.com, de Elka
http://soycomocomo, revista digital de salud, alimentación sana, natural, ecológica y consciente

www.missmoothies.com, página dedica a los batidos

www.cosasdepeques.com
www.guiainfantil.com
www.pequerecetas.com